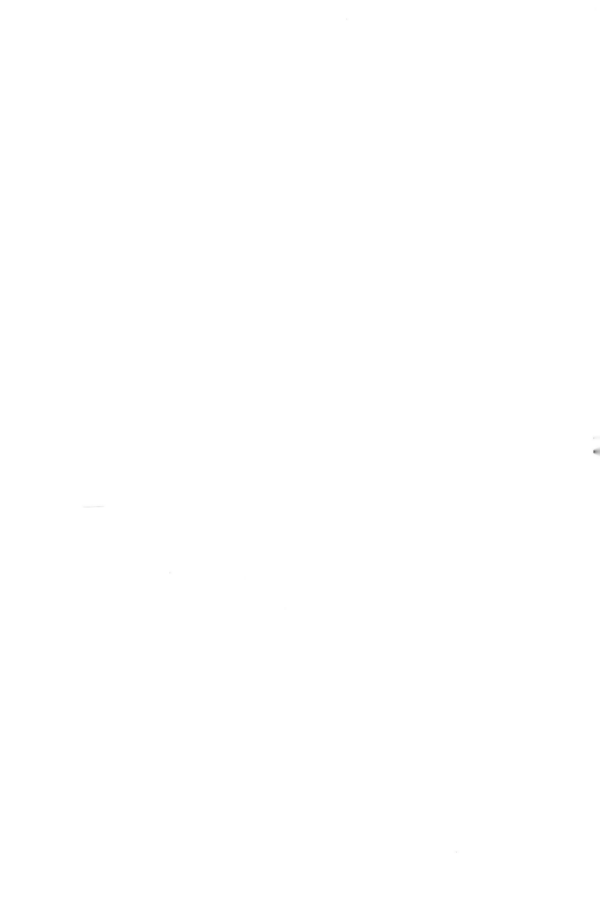

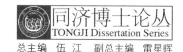

同济博士论丛
TONGJI Dissertation Series
总主编 伍江 副总主编 雷星晖

郭荣 徐亚伟 著

SIRT1及其激动剂白藜芦醇
对糖尿病心血管并发症保护作用的实验研究

The Protective Effect of Resveratrol on Diabetic
Cardiovascular Complications

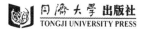

同济大学 出版社
TONGJI UNIVERSITY PRESS

内 容 提 要

　　白藜芦醇是天然的沉默信息调节因子1(SIRT1)基因的激动剂,具有调节糖脂代谢、调控炎症反应以及降低氧化应激水平等多种功效。本书从四个部分研究了SIRT1及其激动剂白藜芦醇对糖尿病心血管并发症的保护作用,并探讨潜在的分子机制。本书对可供相关专业人士参考阅读。

图书在版编目(CIP)数据

SIRT 1及其激动剂白藜芦醇对糖尿病心血管并发症保护作用的实验研究 / 郭荣,徐亚伟著. — 上海 ：同济大学出版社,2020.6

（同济博士论丛 / 伍江总主编）

ISBN 978 - 7 - 5608 - 6856 - 1

Ⅰ. ①S… Ⅱ. ①郭… ②徐… Ⅲ. ①营养素-影响-糖尿病-并发症-心脏血管疾病-研究 Ⅳ. ①R587.2

中国版本图书馆CIP数据核字(2020)第100254号

SIRT 1 及其激动剂白藜芦醇对糖尿病心血管并发症保护作用的实验研究

郭　荣　徐亚伟　著

出 品 人　华春荣　　责任编辑　熊磊丽　　责任校对　谢卫奋　　封面设计　陈益平

出版发行　同济大学出版社　　www.tongjipress.com.cn
　　　　　（地址:上海市四平路1239号　邮编:200092　电话:021 - 65985622）
经　　销　全国各地新华书店
排版制作　南京展望文化发展有限公司
印　　刷　浙江广育爱多印务有限公司
开　　本　787 mm×1092 mm　　1/16
印　　张　9.25
字　　数　185 000
版　　次　2020年6月第1版　　2020年6月第1次印刷
书　　号　ISBN 978 - 7 - 5608 - 6856 - 1

定　　价　46.00元

"同济博士论丛"编写领导小组

袁万城　莫天伟　夏四清　顾　明　顾祥林　钱梦騄

徐　政　徐　鉴　徐立鸿　徐亚伟　凌建明　高乃云

郭忠印　唐子来　闾耀保　黄一如　黄宏伟　黄茂松

戚正武　彭正龙　葛耀君　董德存　蒋昌俊　韩传峰

童小华　曾国荪　楼梦麟　路秉杰　蔡永洁　蔡克峰

薛　雷　霍佳震

秘书组成员：谢永生　赵泽毓　熊磊丽　胡晗欣　卢元姗　蒋卓文

总　序

　　在同济大学110周年华诞之际,喜闻"同济博士论丛"将正式出版发行,倍感欣慰。记得在100周年校庆时,我曾以《百年同济,大学对社会的承诺》为题作了演讲,如今看到付梓的"同济博士论丛",我想这就是大学对社会承诺的一种体现。这110部学术著作不仅包含了同济大学近10年100多位优秀博士研究生的学术科研成果,也展现了同济大学围绕国家战略开展学科建设、发展自我特色,向建设世界一流大学的目标迈出的坚实步伐。

　　坐落于东海之滨的同济大学,历经110年历史风云,承古续今、汇聚东西,秉持"与祖国同行、以科教济世"的理念,发扬自强不息、追求卓越的精神,在复兴中华的征程中同舟共济、砥砺前行,谱写了一幅幅辉煌壮美的篇章。创校至今,同济大学培养了数十万工作在祖国各条战线上的人才,包括人们常提到的贝时璋、李国豪、裘法祖、吴孟超等一批著名教授。正是这些专家学者培养了一代又一代的博士研究生,薪火相传,将同济大学的科学研究和学科建设一步步推向高峰。

　　大学有其社会责任,她的社会责任就是融入国家的创新体系之中,成为国家创新战略的实践者。党的十八大以来,以习近平同志为核心的党中央高度重视科技创新,对实施创新驱动发展战略作出一系列重大决策部署。党的十八届五中全会把创新发展作为五大发展理念之首,强调创新是引领发展的第一动力,要求充分发挥科技创新在全面创新中的引领作用。要把创新驱动发展作为国家的优先战略,以科技创新为核心带动全面创新,以体制机制改革激发创新活力,以高效率的创新体系支撑高水平的创新型国家建设。作为人才培养和科技创新的重要平台,大学是国家创新体系的重要组成部分。同济大学理当围绕国家战略目标的实现,作出更大的贡献。

大学的根本任务是培养人才,同济大学走出了一条特色鲜明的道路。无论是本科教育、研究生教育,还是这些年摸索总结出的导师制、人才培养特区,"卓越人才培养"的做法取得了很好的成绩。聚焦创新驱动转型发展战略,同济大学推进科研管理体系改革和重大科研基地平台建设。以贯穿人才培养全过程的一流创新创业教育助力创新驱动发展战略,实现创新创业教育的全覆盖,培养具有一流创新力、组织力和行动力的卓越人才。"同济博士论丛"的出版不仅是对同济大学人才培养成果的集中展示,更将进一步推动同济大学围绕国家战略开展学科建设、发展自我特色、明确大学定位、培养创新人才。

面对新形势、新任务、新挑战,我们必须增强忧患意识,扎根中国大地,朝着建设世界一流大学的目标,深化改革,勠力前行!

万　钢

2017 年 5 月

论丛前言

承古续今，汇聚东西，百年同济秉持"与祖国同行、以科教济世"的理念，注重人才培养、科学研究、社会服务、文化传承创新和国际合作交流，自强不息，追求卓越。特别是近20年来，同济大学坚持把论文写在祖国的大地上，各学科都培养了一大批博士优秀人才，发表了数以千计的学术研究论文。这些论文不但反映了同济大学培养人才能力和学术研究的水平，而且也促进了学科的发展和国家的建设。多年来，我一直希望能有机会将我们同济大学的优秀博士论文集中整理，分类出版，让更多的读者获得分享。值此同济大学110周年校庆之际，在学校的支持下，"同济博士论丛"得以顺利出版。

"同济博士论丛"的出版组织工作启动于2016年9月，计划在同济大学110周年校庆之际出版110部同济大学的优秀博士论文。我们在数千篇博士论文中，聚焦于2005—2016年十多年间的优秀博士学位论文430余篇，经各院系征询，导师和博士积极响应并同意，遴选出近170篇，涵盖了同济的大部分学科：土木工程、城乡规划学(含建筑、风景园林)、海洋科学、交通运输工程、车辆工程、环境科学与工程、数学、材料工程、测绘科学与工程、机械工程、计算机科学与技术、医学、工程管理、哲学等。作为"同济博士论丛"出版工程的开端，在校庆之际首批集中出版110余部，其余也将陆续出版。

博士学位论文是反映博士研究生培养质量的重要方面。同济大学一直将立德树人作为根本任务，把培养高素质人才摆在首位，认真探索全面提高博士研究生质量的有效途径和机制。因此，"同济博士论丛"的出版集中展示同济大学博士研究生培养与科研成果,体现对同济大学学术文化的传承。

"同济博士论丛"作为重要的科研文献资源,系统、全面、具体地反映了同济大学各学科专业前沿领域的科研成果和发展状况。它的出版是扩大传播同济科研成果和学术影响力的重要途径。博士论文的研究对象中不少是"国家自然科学基金"等科研基金资助的项目,具有明确的创新性和学术性,具有极高的学术价值,对我国的经济、文化、社会发展具有一定的理论和实践指导意义。

"同济博士论丛"的出版,将会调动同济广大科研人员的积极性,促进多学科学术交流、加速人才的发掘和人才的成长,有助于提高同济在国内外的竞争力,为实现同济大学扎根中国大地,建设世界一流大学的目标愿景做好基础性工作。

虽然同济已经发展成为一所特色鲜明、具有国际影响力的综合性、研究型大学,但与世界一流大学之间仍然存在着一定差距。"同济博士论丛"所反映的学术水平需要不断提高,同时在很短的时间内编辑出版110余部著作,必然存在一些不足之处,恳请广大学者,特别是有关专家提出批评,为提高同济人才培养质量和同济的学科建设提供宝贵意见。

最后感谢研究生院、出版社以及各院系的协作与支持。希望"同济博士论丛"能持续出版,并借助新媒体以电子书、知识库等多种方式呈现,以期成为展现同济学术成果、服务社会的一个可持续的出版品牌。为继续扎根中国大地,培育卓越英才,建设世界一流大学服务。

伍 江

2017 年 5 月

前　言

　　白藜芦醇是天然的沉默信息调节因子 1(SIRT1)基因的激动剂,具有调节糖脂代谢、调控炎症反应以及降低氧化应激水平等多种功效。本课题从四个部分研究了 SIRT1 及其激动剂白藜芦醇对糖尿病心血管并发症的保护作用,并探讨潜在的分子机制。

　　第一部分:在动物实验中,以瘦素受体缺陷的糖尿病小鼠(db/db)作为主要研究对象,C57 小鼠作对照,将白藜芦醇混入小鼠日常饲料中(0.3%)治疗 8 周。结果发现,饲料中含有白藜芦醇的糖尿病小鼠的血糖、血脂和血游离脂肪酸水平明显改善。故白藜芦醇的治疗能显著抑制糖尿病小鼠主动脉组织中的细胞间粘附因子 1(ICAM - 1)、内皮血管细胞粘附因子 1(VCAM - 1)和单核细胞趋化因子 1(MCP - 1)的表达,而且还能降低循环中 ICAM - 1、VCAM - 1 以及 MCP - 1 的水平($p <$ 0.05)。和未治疗糖尿病小鼠相比,接受白藜芦醇治疗的糖尿病小鼠主动脉组织中 Mac - 3 阳性的巨噬细胞数量也明显减少($p < 0.05$)。同时,主动脉组织中 NF - κB 通路中信号蛋白的表达也显著减少。

　　第二部分:观察白藜芦醇对高糖诱导的氧化应激和血管平滑肌细胞的增殖的影响。细胞内活性氧的检测采用 2,7 - 双氯荧光黄双乙酸盐($2',7'$ - dichlorofluorescein diacetate,DCFH - DA)显色。检测总抗氧化能力（TAC）、丙二醛（MDA）、谷胱甘肽（GSH）和超氧物歧化酶（SOD）来评价细胞氧化应激水平。血管平滑肌增殖的检测通过 CCK-8 细胞活性测定以及基于碘化丙啶（propidium iodide，PI）染色的细胞周期分析。以免疫印迹检测 NAD(P)H 氧化酶、增殖蛋白和相关的细胞信号通路上蛋白的表达。给予血管平滑肌细胞 1—100 μM 白藜芦醇干预后，高糖诱导产生的细胞内 ROS 显著减少（$p<0.05$）。白藜芦醇还能降低高糖诱导的 p47 氧化酶亚基的磷酸化程度，并且以浓度依赖的方式减少高糖诱导的 cyclin D1，cyclin E 和 PCNA 的表达。此外，白藜芦醇能减轻高糖诱导的 Akt 的磷酸化、p38 有丝分裂活化的蛋白激酶（MAPK）、ERK 1/2 和 JNK 1/2 的活化。并抑制高糖诱导的 IκB-α 磷酸化以及 NF-κB 的活性。总之，白藜芦醇能降低高糖诱导的血管平滑肌细胞内的氧化应激水平和细胞增殖。

第三部分：探讨了白藜芦醇对氧化低密度脂蛋白（ox-LDL）诱导 RAW264.7 巨噬细胞凋亡的影响。巨噬细胞用白藜芦醇干预（或不干预）后添加 ox-LDL 诱导细胞凋亡，随后用流式细胞仪检测细胞凋亡比率。蛋白印迹技术检测 Bax、Bcl-2，Caspase-3，LOX-1 和磷酸化 p38 MAPK 等的表达。细胞内活性氧的检测采用 DCFH-DA 显色。加载 JC-1 荧光探针观察细胞线粒体膜电位的变化。Ox-LDL 能显著抑制细胞的活性并诱导 RAW264.7 巨噬细胞的凋亡。而白藜芦醇的干预能显著抑制这种凋亡效果。Ox-LDL 还可上调线粒体 Bax 的表达并下调 Bcl-2 和 Caspase-3 的激活。此外 ox-LDL 还能增加 LOX-1、磷酸化的 p38 MAPK 的水平和细胞内 ROS 的生成。而细胞用白藜芦醇干预后能显著改善上述的变化。因此，白藜芦醇能抑制 ox-LDL 诱导的巨噬细胞凋亡。

第四部分：研究了 H9C2 心肌细胞中 SIRT1 和内质网应激介导的心肌凋亡之间的联系。用小剂量 STZ 联合高脂饮食构建糖尿病大鼠模型。小动物心超监测大鼠的心功能,用蛋白印迹技术和免疫组化技术检测 SIRT1 蛋白和内质网应激相关蛋白的表达。离体实验部分我们用糖基化终末产物(AGEs)来诱导细胞的内质网应激和凋亡,流式细胞仪检测细胞的凋亡比率。结果显示,糖尿病未干预组大鼠心肌内质网应激显著增强。SIRT1 的激动剂白藜芦醇能改善大鼠的心功能、减少心肌凋亡及减轻内质网应激。结果提示,AGEs 诱导细胞内质网应激和凋亡后,SIRT1 的表达明显减少,而用白藜芦醇处理后细胞的内质网应激和凋亡显著降低。还发现 SIRT1 能通过 PERK/eIF2α、ATF6/CHOP 和 IRE1α/JNK 通路减轻内质网应激介导的细胞凋亡。

目　录

第1章

引　言

　　糖尿病（diabetes mellitus）尤其是 2 型糖尿病（type 2 diabetes mellitus，T2DM）是严重危害人类健康的慢性疾病之一，其发病趋势正不断增加。据估计，到 2025 年全球范围内的糖尿病患者将达 3 亿人[1]。目前认为，与糖尿病相关的大血管并发症是引起病死率和患病率发生的主要原因[2,3]。因此，改善和治疗糖尿病心血管并发症成为治疗糖尿病的靶点之一。白藜芦醇（resveratrol，RSV）是一类天然的多酚化合物，也是 SIRT1 基因强激动剂，主要存在于各种红葡萄果实和红葡萄酒中，能够抗氧化和廓清氧自由基。

1.1　SIRT1 基因与白藜芦醇

　　SIRT1 是酵母 SIRT2 基因在哺乳动物中的同源类似物，其产物称为沉默信息调节因子 1，又称为 Sirtuin1（silent mating type information regulation 2 homolog‐1，SIRT1）。是一种依赖于烟酰胺腺嘌呤二核苷酸（NAD$^+$）的组蛋白去乙酰化酶[4]。在人体中已发现有 7 种酵母

SIRT2 的同源基因,分别称为 SIRT1-7。研究表明,SIRT1 作为一个转录调节因子,在体内发挥多种作用,并参与代谢、炎症、细胞周期、凋亡及氧化应激等多种信号传导通路。被视为一种长寿基因。研究还发现,SIRT1 的激动剂白藜芦醇,能明显激活 SIRT1 的表达和转录,可应用于 T2DM 的治疗[5]。白藜芦醇除了存在于红酒和葡萄以外,在花生、蓼科植物的根茎等中也有分布[6]。先前大多被当做抗肿瘤的药物,后研究发现还具有抗血小板、抗动脉粥样硬化等功效。其在治疗糖尿病方面可能也具有重要的作用,故研究逐渐增多。

1.2 SIRT1、白藜芦醇与代谢

研究表明[7],肝细胞 SIRT1 基因表达和转录水平受血糖和丙酮酸调节。血糖增高可使 SIRT1 表达降低,但丙酮酸含量升高又可使 SIRT1 表达增多。SIRT1 对代谢的影响与过氧化物酶体增殖物活化受体协同刺激因子 1α(peroxisome proliferator-activated receptor - γ coactivator - 1α, PGC - 1α)密切相关。二者协同作用于两个调节糖异生和糖酵解途径的关键酶:糖异生基因磷酸烯醇式丙酮酸羧激酶(hosphoenolpyruvate carboxykinase, PEPCK)和葡萄糖- 6 -磷酸酶(glucose - 6 - phosphatase, G6Pase)的基因表达。此外,研究者发现 SIRT1 可能与 PGC - 1α 和肝细胞核因子(HNF - 4α)一起组成复合物,共同调节体内的糖代谢。

Picard 等[8,9]研究还发现,将 SIRT1 在白色脂肪细胞中过表达,可以减少脂肪的生成和三脂酰甘油的积聚。而 SIRT1 的激动剂白藜芦醇也能促进成熟脂肪发生产生脂肪分解。目前认为这种现象可能与脂肪酸代谢相关基因表达减少有关,比如脂肪特异性的脂肪酸结合蛋白

(adipose-specific fatty acid-binding protein，aP2)、CAAT 区/增强子结合蛋白 α(CAAT enhancer-binding protein alpha，C/EBPα)和过氧化物酶体增殖物激活受体 γ(peroxisome proliferator-activated receptor，PPAR)等。其具体的机制主要为 SIRT1 与 PPARγ 的共因子核受体共抑制子和维甲酸及甲状腺受体的沉默调节子结合，抑制 PPARγ 活性，降低 PPARγ 靶基因 aP2 等的转录。但 SIRT1 对脂肪代谢相关基因表达的负性效果目前还不十分清楚。

1.3 SIRT1、白藜芦醇和胰岛素抵抗

已经有很多研究指出，SIRT1 在调节胰岛 β 细胞分泌胰岛素中起一定作用。Bordone 等[10]研究发现胰岛 β 细胞过表达 SIRT1 能通过抑制解偶联蛋白 2(uncoupling protein 2，UCP2)来增加三磷酸腺苷(ATP)的含量，增高的 ATP 能使 β 细胞去极化及钙离子胞吐(exocytosis)，从而影响胰岛素的分泌。然而在 SIRT1 敲除的小鼠中，β 细胞产生 ATP 的量也明显小于正常小鼠。此外，有报道还显示 SIRT1 通过对下游的叉头蛋白转录因子 1(transcription factor FoxO1)的去乙酰化，能促进胰岛 β 细胞的增殖分化和胰岛素的分泌[11]。

链脲佐菌素 STZ(streptozotocin，STZ)诱导的糖尿病大鼠用 RSV 喂养 2 周后，不但大鼠的血糖和血脂指标得到改善，而且多食、多尿及体重减轻等"三多一少"症状也明显减轻。进一步研究发现，RSV 可以保护胰岛的 β 细胞避免凋亡，增强胰岛素靶组织(肌肉、脂肪组织、肝脏)对葡萄糖的摄取，并增加肝糖原的合成[12]。另一项研究也发现，不管是高脂喂养的胰岛素抵抗小鼠还是棕榈酸处理的胰岛素抵抗细胞，给予 RSV 处理后均可以改善其胰岛素敏感性，而应用小干扰 RNA (small interfering RNA，siRNA)干扰沉默 SIRTl 基因的表达后，RSV 的胰岛素增敏作用消失。进一步研究发现，SIRTl 能在蛋白和 mRNA 水平抑制蛋白酪氨酸磷酸酶 1B(Protein Tyrosine Phosphatase 1B，PTP1B)，从而影响胰岛素刺激的胰岛素受体磷酸化而增加胰岛素敏感性，改善胰岛素抵抗[13]。因此，RSV 可能通过激活 SIRTl 而改善胰岛素分泌。但 RSV 的作用极其复杂，RSV 的浓度不同，其发挥的效应可能也不同[13]。

1.4 SIRT1、白藜芦醇和血管炎症

近年来的研究认为，T2DM 可能是细胞因子介导的炎症反应，炎症在 T2DM 的发病机制中起重要作用。许多炎症因子，如肿瘤坏死因子-α(TNF-α)、白细胞介素-6(interleukin，IL-6)、C 反应蛋白(C reactive protein，CRP)、甚至补体成分，不但直接参与胰岛素抵抗，而且与糖尿病血管并发症的风险密切联系[14,15]。国内刘涛等[16]研究发现，对糖尿病大鼠给予 RSV 后，可以抑制主动脉组织中 TNF-α 及 IL-6 的水平，同时抑制 RAGE 的高表达。故认为 RSV 可减少糖尿病所致的主动脉内壁脂肪斑块沉积，保护糖尿病导致的血管损伤、减轻血管炎症反应。

已有的研究发现，SIRT1 可以起到抗血管炎症的作用[17-19]。其可能的机制为通过去乙酰化 RelA/p65 这个位点来抑制 NF-kappaB 途径，减少主动脉内皮细胞表达细胞间粘附分子 1(intercellular adhesion molecule-1，ICAM-1)、血管细胞粘附分子(vascular cell adhesion molecule 1，VCAM-1)和 P 选择素(P-Selectin)等炎症因子。

1.5　SIRT1、白藜芦醇与内皮功能

糖尿病患者存在不同程度的氧化应激状态。而氧化应激的压力会损害内源性的一氧化氮(nitric oxide，NO)生成，并产生过多的活性氧簇(reactive oxygen species，ROS)[20]。这些活性氧自由基会影响 NO 的生物合成，引起内皮细胞的功能紊乱和炎症，并最终导致为动脉粥样硬化的形成[21]。Miyazaki 等[22]用 RSV 激动血管平滑肌细胞(vascular smooth muscle cells，VSMCs)SIRT1 的表达后，可以抑制血管紧张素Ⅱ1 型受体(angiotensin‐Ⅱ type Ⅰ receptor，AT1R)的表达以减轻血管收缩的程度和降低血压。而 Mattagajasingh 等[23]研究发现 SIRT1 能对 eNOS496 和 506 位点发挥去乙酰化作用，增加 eNOS 的活性、促进 NO 的合成。而用 SIRT1 的抑制剂抑制 SIRT1 的活性后，内皮依赖的舒张功能和 NO 的生物利用率减少。

此外，糖尿病环境下内皮细胞中的 ROS 增多可以导致细胞凋亡，进一步影响内皮细胞的功能。Zhang 等[24]研究发现 SIRT1 过表达可以明显减轻氧化型低密度脂蛋白(oxidized low-density lipoprotein，ox‐LDL)诱导的人脐静脉内皮细胞(human umbilical vein endothelial cells，HUVECs)凋亡，促进 eNOS 的表达。但用 SIRT1 抑制剂尼克酰胺抑制 SIRT1 活性或用 SIRT1 的 siRNA 抑制 SIRT1 的表达后，SIRT1·促进 eNOS 表达的作用消失，同时 SIRT1 减轻 HUVECs 凋亡的功能也降低。研究还发现，RSV 能上调 PGC‐1α 信号通路水平，从而促进线粒体生成和提高线粒体复合酶体Ⅰ、Ⅱ、Ⅲ、Ⅳ的表达水平，最终改善细胞内的氧化应激状态[25]。

SIRT1 也可以作用于内皮细胞中其他与氧化应激状态相关的酶和

蛋白,改善高葡萄糖诱导的细胞氧化应激损伤[26]。

1.6 总 结

SIRT1 的激动剂除了 RSV 外还有 SRT1460、SRT1720 和 SRT2183 等,但 RSV 是目前研究最广泛的药物。特别是 RSV 治疗糖尿病及其并发症的应用前景已受到研究者的紧密关注。越来越多的证据显示,SIRT1 的激活也许对糖尿病的预防和治疗是一个有效的干预措施。但目前缺乏来自临床患者与 SIRT1 关系的直接证据。另外,确认和验证 SIRT1 新的底物也是很有必要的,它将是了解 SIRT1 调节机制和信号途径的关键。所以,随着对 SIRT1 及其激动剂 RSV 的认识加深,SIRT1 与 RSV 在糖尿病治疗的前景十分广阔。

参考文献

[1] National Cholesterol Education Program (NCEP) Expert Panel on Detection, Evaluation, and Treatment of High Blood Cholesterol in Adults (Adult Treatment Panel III). Third Report of the National Cholesterol Education Program (NCEP) Expert Panel on Detection, Evaluation, and Treatment of High Blood Cholesterol in Adults (Adult Treatment Panel III) final report[J]. Circulation, 2002, 106: 3143 - 3421.

[2] Krolewski AS, Kosinski EJ, Warram JH, et al. Magnitude and determinants of coronary artery disease in juvenile-onset, insulin-dependent diabetes mellitus[J]. Am J Cardiol, 1987, 59: 750 - 755.

[3] Pyörälä K, Laakso M, Uusitupa M. Diabetes and atherosclerosis: an epidemiologic view[J]. Diabetes Metab Rev, 1987, 3: 463 - 524.

[4] McBurney MW, Yang X, Jardine K, et al. The mammalian SIR2alpha

protein has a role in embryogenesis and gametogenesis[J]. Mol Cell Biol,
2003, 23: 38 - 54.

[5] Milne JC, Lambert PD, Schenk S, et al. Small molecule activators of SIRT1
as therapeutics for the treatment of type 2 diabetes[J]. Nature, 2007, 450:
712 - 716.

[6] Burns J, Yokota T, Ashihara H, et al. Plant foods and herbal sources of
resveratrol[J]. J Agric Food Chem, 2002, 50: 3337 - 3340.

[7] Rodgers JT, Lerin C, Haas W, et al. Nutrient control of glucose
homeostasis through a complex of PGC - 1alpha and SIRT1[J]. Nature,
2005, 434: 113 - 118.

[8] Picard F, Guarente L. Molecular links between aging and adipose tissue[J].
Int J Obes (Lond), 2005, 29 Suppl 1: S36 - S39.

[9] Picard F, Kurtev M, Chung N, et al. Sirt1 promotes fat mobilization in
white adipocytes by repressing PPAR-gamma [J]. Nature, 2004, 429:
771 - 776.

[10] Bordone L, Motta MC, Picard F, et al. Sirt1 regulates insulin secretion by
repressing UCP2 in pancreatic beta cells[J]. PLoS Biol, 2006, 4: e31.

[11] Kitamura YI, Kitamura T, Kruse JP, et al. FoxO1 protects against
pancreatic beta cell failure through NeuroD and MafA induction[J]. Cell
Metab, 2005, 2: 153 - 163.

[12] Su HC, Hung LM, Chen JK. Resveratrol, a red wine antioxidant,
possesses an insulin-like effect in streptozotocin-induced diabetic rats[J].
Am J Physiol Endocrinol Metab, 2006, 290: E1339 - E1346.

[13] Sun C, Zhang F, Ge X, et al. SIRT1 improves insulin sensitivity under
insulin-resistant conditions by repressing PTP1B[J]. Cell Metab, 2007, 6:
307 - 319.

[14] Taube A, Schlich R, Sell H, et al. Inflammation and metabolic dysfunction:
links to cardiovascular diseases[J]. Am J Physiol Heart Circ Physiol, 2012,

302：H2148－H2165.

[15] Nguyen DV，Shaw LC，Grant MB. Inflammation in the pathogenesis of microvascular complications in diabetes[J]. Front Endocrinol (Lausanne)，2012，3：170.

[16] 刘涛,巩增锋,尹浩,等.白藜芦醇改善糖尿病血管炎症反应及其与 RAGE 信号的相关性[J].中国糖尿病杂志,2012,20：456－460.

[17] Stein S，Schäfer N，Breitenstein A，et al. SIRT1 reduces endothelial activation without affecting vascular function in ApoE－/－ mice[J]. Aging (Albany NY)，2010，2：353－360.

[18] Gracia-Sancho J，Villarreal G Jr，Zhang Y，et al. Activation of SIRT1 by resveratrol induces KLF2 expression conferring an endothelial vasoprotective phenotype[J]. Cardiovasc Res，2010，85：514－519.

[19] Csiszar A，Labinskyy N，Jimenez R，et al. Anti-oxidative and anti-inflammatory vasoprotective effects of caloric restriction in aging：role of circulating factors and SIRT1[J]. Mech Ageing Dev，2009，130：518－527.

[20] Förstermann U. Nitric oxide and oxidative stress in vascular disease[J]. Pflugers Arch，2010，459：923－939.

[21] Deanfield JE，Halcox JP，Rabelink TJ. Endothelial function and dysfunction：testing and clinical relevance[J]. Circulation，2007，115：1285－1295.

[22] Miyazaki R，Ichiki T，Hashimoto T，et al. SIRT1，a longevity gene，downregulates angiotensin Ⅱ type 1 receptor expression in vascular smooth muscle cells[J]. Arterioscler Thromb Vasc Biol，2008，28：1263－1269.

[23] Mattagajasingh I，Kim CS，Naqvi A，et al. SIRT1 promotes endothelium-dependent vascular relaxation by activating endothelial nitric oxide synthase [J]. Proc Natl Acad Sci U S A，2007，104：14855－14860.

[24] Zhang QJ，Wang Z，Chen HZ，et al. Endothelium-specific overexpression of class Ⅲ deacetylase SIRT1 decreases atherosclerosis in apolipoprotein

E-deficient mice[J]. Cardiovasc Res，2008，80：191 – 199.

［25］　Csiszar A，Labinskyy N，Pinto JT，et al. Resveratrol induces mitochondrial biogenesis in endothelial cells[J]. Am J Physiol Heart Circ Physiol，2009，297：H13 – H20.

［26］　Ungvari Z，Labinskyy N，Mukhopadhyay P，et al. Resveratrol attenuates mitochondrial oxidative stress in coronary arterial endothelial cells[J]. Am J Physiol Heart Circ Physiol，2009，297：H1876 – H881.

第2章
实验材料及仪器

2.1　实验主要仪器

低温高速离心机 5415R：Eppendorf 公司

高速离心机 5840R：Eppendorf 公司

纯水系统 Milli‐Q：Millipore 公司

多功能酶标检测仪 Synergy 2：BioTek 公司

数码相机 D6：Nikon 公司

高精度电子分析天平 BSA224S：Sartorius 公司

二氧化碳细胞培养箱 SWCJ：SMART CELL 公司

超净台 HF safe 240：Heal Force 公司

倒置显微镜 DMIL：Leica 公司

倒置荧光显微镜 DMI600B：Leica 公司

半干式电转仪 TRANS‐BLOT SD：Bio‐Rad 公司

电泳仪 POWER PAC 200：Bio‐Rad 公司

蛋白质分析成像系统 Odyssey：Li‐COR 公司

4℃冰箱：SANYO 公司

－20℃超低温冰箱：SANYO 公司

－80℃超低温冰箱：SANYO 公司

6 孔培养板：CORNING 公司

12 孔培养板：CORNING 公司

24 孔培养板：CORNING 公司

96 孔培养板：CORNING 公司

普通光镜：Hitachi 公司

流式细胞分析仪 FACS Canto Ⅱ：Becton‐Dickinson 公司

2.2　试剂及相关材料

RAW264.7 细胞、H9C2 细胞：上海中科院细胞库

胰蛋酶：Hyclone 公司

培养基 DMEM(Gibco)：RL 公司

小牛血清：Hyclone 公司

常用试剂：乙醇,甲醇,脱脂奶粉等为国产或进口分析纯试剂

SIRT1 抗体、β‐actin 抗体、磷酸化 p47 抗体、磷酸化 ERK 1/2 抗体、ERK 1/2 抗体、磷酸化 JNK 1/2 抗体、JNK 1/2 抗体、磷酸化 p38 MAPK 抗体、p38 MAPK 抗体、磷酸化 Akt 抗体、磷酸化 IκB‐α 抗体、磷酸化 IKKα/β 抗体、磷酸化 NF‐κB p65 抗体、NF‐κB p65 抗体、SERCA2α 抗体、磷酸化 PERK 抗体、PERK 抗体、磷酸化 eIF2α 抗体、eIF2α 抗体、CHOP 抗体、磷酸化 IRE1α 抗体、IRE1α 抗体、Caspase‐12 抗体等：Cell Signaling Technology 公司

Mac‐3 抗体、ICAM‐1、VCAM‐1、MCP‐1 抗体：Santa Cruz 公司

白藜芦醇、多聚甲醛、中性戊二醛：Sigma-Aldrich 公司

辣根过氧化物标记的鼠抗、兔抗等二抗：Santa Cruz 公司、Pierce Chemical 公司、碧云天生物技术有限公司

BCA 蛋白定量试剂盒：Pierce Chemical 公司

Ox‐LDL：AbD Serotec 公司

CCK‐8 检测试剂盒：碧云天生物技术有限公司

DCFH‐DA 荧光探针：碧云天生物技术有限公司

线粒体膜蛋白提取试剂盒：Invent Biotechnologies 公司

核蛋白提取试剂盒、DAB 显色试剂盒、WB 试剂盒、RIPA 蛋白裂解液、PMSF、DAPI 染色试剂盒：碧云天生物技术有限公司

AV‐FITC 流式试剂盒：KeyGene 公司、罗氏公司

Caspase‐3 和 Caspase‐9 活性检测试剂盒：ABcam 公司

2.3 相 关 软 件

SPSS 16.0、FlowJo 7.6.5、Image-Pro Plus 6.0、GraphPad Prism 6.0、Adobe Photoshop CS 5.0 等。

2.4 主要溶液成分及配制

0.1 M PBS：NaCl 8.0 g，KCl 0.20 g，Na_2HPO_4 1.44 g，KH_2PO_4 0.24 g，溶于 800 ml 三蒸水中，HCl 调 pH 至 7.4，加水定容至 1 L。

10×凝胶加样缓冲液：0.42% 溴酚蓝，0.42% 二甲苯青 FF，30% 甘油水溶液，4℃ 保存备用。

DMEM 高糖培养基：取 1 L 包装 DMEM(high glucose)粉剂，加适

量超纯水,搅拌均匀。加入 2 g NaHCO₃,完全溶解后,定容至 1 L,并用 HCl 将 pH 值调至 7.2,无菌抽滤后保存于 4℃。

0.125%胰蛋白酶:胰蛋白酶0.125 g,EDTA·2Na·2H₂O 0.02 g,用 0.1 M pH 值 7.4 的 PBS 定容至 100 mL,用 0.22 μm 滤膜过滤,分装,保存于−20℃。

25 mmol/L 白藜芦醇保存液:分子量 228.2 g/mol,称取 12 mg RSV 粉末,溶于 2 mL DMSO 中,在超净台中用 0.22 μm 滤膜过滤,100 μL/EP分装,外用锡箔包裹,−20℃避光保存。使用时稀释 2 000 倍,终浓度 12.5 μmol/L。

30%丙烯酰胺(w/v):称取 87 g 丙烯酰胺、3 g N′,N-双丙烯酰胺用双蒸水或去离子水将上述试剂溶至 300 mL,过滤,4℃闭光保存。

10%过硫酸铵(10% AP):称取 100 mg 过硫酸铵溶于 1 mL 双蒸水中,现用现配。

5×电泳缓冲液:称取 Tris 碱 30 g、甘氨酸 144 g, SDS 10 g,加双蒸水至 1 000 mL,用时取 200 mL 用双蒸水稀释至 1 000 mL。

1×电转缓冲液:称取甘氨酸 43.2 g,Tris 碱 9.0 g 先溶解于 2 400 mL双蒸水中,然后加入甲醇 600 mL。

10×TBS:称取 Tris 碱 12.1 g,NaCl 9 g,溶于 1 000 mL 双蒸水中,用 HCl 调 pH 值至 7.5。使用时配 TBST,取上述 10 × TBS 溶液 100 mL 用双蒸水稀释至 1 000 mL,加入 Tween-20 1 mL,使其终浓度达到 0.1%。

5%脱脂牛奶封闭液:5 g 脱脂奶粉溶于 100 mL TBST 中。

5% BSA 封闭液:5 g BSA 溶于 100 mL TBST 中。

5×蛋白上样缓冲液(100 mL):Tris 碱 4.2 g、甘油 10 mL,溴酚蓝 50 mg,SDS 15 g,溶于 75 mL 双蒸水,用 HCl 调 pH 值至 6.8。若配制

5×上样缓冲液,取 1 mL β-巯基乙醇加入 3 mL 浓缩储存液即可,配好后−20℃储存备用。

FITC 溶液的配制:称量 0.7 mg 的 FITC 粉末,加入 70 μL 的 DMSO 溶解。然后,逐渐一滴一滴地加入到 630 μL 的 pH 值为 9.0 的 PBS 中,过滤除菌,储存,在 30 天内使用。

甘油封片剂:PPD 2 mg,PBS 0.2 mL,甘油 1.8 mL,PPD 先溶于 PBS 中,再加入甘油中。

4%多聚甲醛固定液:2 mg 多聚甲醛溶于 pH 7.4 新鲜配制的磷酸缓冲盐溶液(1×PBS)。4℃缓慢搅拌以助于溶解;现用现配。

本实验中不同浓度的分离胶的最佳分离范围见表 1。配制不同体积及浓度分离胶和浓缩胶所需各成分的体积见表 2 和表 3。配好后即刻灌胶。

表 1　不同浓度的 SDS‑PAGE 分离胶的最佳分离范围

SDS‑PAGE 分离胶浓度	最佳分离范围
6%胶	50—150 kD
8%胶	30—90 kD
10%胶	20—80 kD
12%胶	12—60 kD
15%胶	10—40 kD

表 2　配制不同体积 SDS‑PAGE 分离胶所需各成分的体积(mL)

成　　份	各　成　分　体　积					
	6%胶		12%胶		15%胶	
	10	15	10	15	10	15
蒸馏水	4	6	2	3	1	1.5
30% Acr‑Tris(29∶1)	2	3	4	6	5	7.5

续 表

成　　份	各　成　分　体　积					
	6％胶		12％胶		15％胶	
	10	15	10	15	10	15
1 M Tris，PH 8.8	3.8	5.7	3.8	5.7	3.8	5.7
10％ SDS	0.1	0.15	0.1	0.15	0.1	0.15
10％过硫酸铵	0.1	0.15	0.1	0.15	0.1	0.15
TEMED	0.008	0.012	0.004	0.006	0.004	0.006

表 3　配制不同体积浓缩胶所需各成分的体积(mL)

成　　分	各　成　分　体　积					
5％胶	2	3	4	6	8	10
蒸馏水	1.4	2.1	2.7	4.1	5.5	6.8
30％ Acr‐Bis(29：1)	0.33	0.5	0.67	1	1.3	1.7
1M Tris，pH6.8	0.25	0.38	0.5	0.75	1	1.25
10％SDS	0.02	0.03	0.04	0.06	0.08	0.1
10％过硫酸铵	0.02	0.03	0.04	0.06	0.08	0.1
TEMED	0.002	0.003	0.004	0.006	0.008	0.01

第3章

主要实验方法

3.1 细胞的获取和培养

3.1.1 细胞的获取及生长条件

实验中所用的细胞系均购买于上海中国科学院细胞库,培养于高糖 DMEM 培养液中,贴壁生长。每 100 mL 完全培养液中加入 10 mL 胎牛血清。每个 25 mm 塑料培养瓶中加入 5 mL 培养液,6 孔培养板每孔加入 2.5 mL 培养液或 96 孔培养板每孔加入 0.1 mL 培养液。培养条件为 37℃,5%CO_2,饱和湿度。

3.1.2 细胞的传代

当培养细胞发生接触性抑制,导致细胞生长速度减慢,此时进行传代。细胞传代操作如图 1 所示:

① 培养瓶用 75%乙醇消毒后,用滴管小心吸出旧培养基并用 PBS 清洗细胞,并加入适量的消化液(0.25%胰酶+0.02%EDTA)覆盖细胞,最佳消化温度 37℃,消化时间 3~5 分钟。

② 镜检:倒置显微镜下观察消化细胞,当胞质回缩,细胞之间不再

连接成片,表明细胞消化适度。

③ 中止消化:弃去消化液,加入含有血清的完全培养基,用滴管将已消化的细胞吹打成细胞悬液。

④ 计数分瓶:将细胞悬液计数后分装到新的培养瓶中,培养 1～2 天后,再次传代。

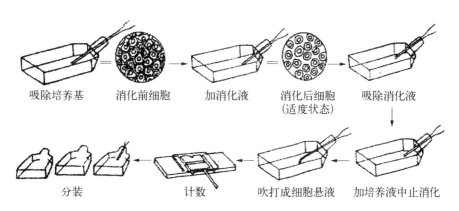

图 1　细胞传代操作示意图

吸除培养基　消化前细胞　加消化液　消化后细胞(适度状态)　吸除消化液

分装　计数　吹打成细胞悬液　加培养液中止消化

3.1.3　细胞计数

当待测细胞悬液中细胞均匀分布时,通过测定一定体积悬液中的细胞的数目,即可换算出每毫升细胞悬液中的细胞数目。

① 准备计数板:用 75% 乙醇清洁细胞计数板及专用盖玻片后,用棉球轻轻擦干。

② 制备细胞悬液及加样:用吸管轻轻吹打细胞悬液(细胞密度不低于 104 个/mL),用 10 μL 移液器吸取 10 μL 悬液,在计数板上盖玻片的一侧加入悬液。

③ 计数:在显微镜下,用 10× 物镜观察计数板四角大方格中的细胞数,细胞压线时,只计左侧和上方者,不计右侧和下方者(图 2)。根据公式:细胞个数/mL=(4 大格细胞数之和 n/4)×10^4×稀释倍数。

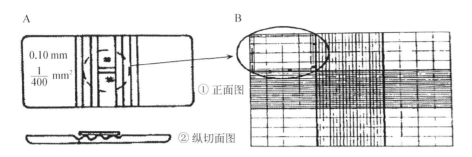

图 2　细胞计数板示意图

A：细胞计数板正面及纵切面图；B：计数小室示意图

3.1.4　细胞冻存及复苏

细胞冻存步骤(图 3)：选择对数期生长细胞冻存,冻存前一天换一次培养液。按照 6∶3∶1 的比例配制冻存液,即 6 mL 基础培养基,3 mL 胎牛血清,1 mL DMSO,混匀后置于 4℃冰箱预冷。消化单层细胞后将细胞收集于离心管并计数,离心 1 000 rpm,5 min。去除上清液,加入配制好的冻存液,保证冻存液中的细胞密度为 $5 \times 10^6 \sim 10 \times 10^6$ 个/mL。用吸管轻轻吹打使细胞均匀,分装至无菌冻存管中,每只冻存管加液 1~1.5 mL。记录好细胞名称及冻存时间,将冻存管在 4℃冰箱放置 30 min~1 h,再转移至−20℃冰箱放置 30 min,然后转移至−80℃冰箱 16~18 h,最后转移至液氮罐中长期保存。

细胞复苏步骤(图 3)：将水浴锅 37℃预热,培养基 37℃预热,15 mL 离心管中放入 8~10 mL 预热的培养基。从液氮罐中取出细胞并投入 37℃水浴锅中,快速晃动,使细胞快速融解。融解后,用 75%乙醇将冻存管消毒后放入超净工作台中,用吸管吸出细胞悬液加入到含有培养基的离心管中,混合后 1 000 rpm 离心 5 min,除去上清液。在离心管中加入适量预热的完全培养基重悬细胞,混合均匀后接种新的培养瓶中,放入 CO_2 培养箱中静置培养,次日更换一次培养基,继续培养。

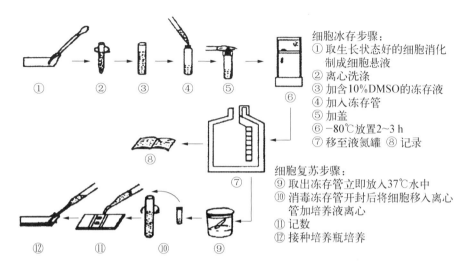

细胞冰存步骤:
① 取生长状态好的细胞消化制成细胞悬液
② 离心洗涤
③ 加含10%DMSO的冻存液
④ 加入冻存管
⑤ 加盖
⑥ −80℃放置2~3 h
⑦ 移至液氮罐 ⑧ 记录

细胞复苏步骤:
⑨ 取出冻存管立即放入37℃水中
⑩ 消毒冻存管开封后将细胞移入离心管加培养液离心
⑪ 记数
⑫ 接种培养瓶培养

图3 细胞冻存及复苏操作示意图

3.2 蛋 白 提 取

3.2.1 单层贴壁细胞总蛋白的提取

① 各组细胞加 3 mL 4℃预冷的 PBS,平放轻轻摇动 1 min 洗涤细胞,然后弃去洗液。重复以上操作 2 次,共洗细胞 3 次以洗去培养液。将 PBS 弃净后把培养瓶置于冰上。

② 融解 RIPA 裂解液,混匀。取适当量的裂解液,在使用前数分钟内加入 PMSF,使 PMSF 的最终浓度为 1 mmol/L。按照 6 孔板每孔加入 150 μL 裂解液的比例加入裂解液。用枪吹打数下,使裂解液和细胞充分接触,静置 1 min。

③ 裂解完后,用干净的刮棒将细胞刮于培养瓶的一侧,然后将细胞碎片和裂解液转移至 1.5 mL 离心管中,整个操作在冰上进行。

④ 于 4℃下 12 000 rpm 离心 10 min。将离心后的上清分装转移到 0.5 mL 的离心管中放于－20℃保存。

3.2.2　加药处理的贴壁细胞总蛋白的提取

由于受药物影响，一些细胞脱落下来，所以还应收集培养液中的细胞。

① 将培养液倒至 15 mL 离心管中，于 2 500 rpm 离心 5 min。

② 弃上清，加入 4 mL PBS 洗涤后，于 2 500 rpm 离心 5 min。弃上清后用 PBS 重复洗涤一次。

③ 吸干上清，加入 RIPA 裂解液使细胞充分裂解。

④ 将裂解液与培养瓶中的裂解液混在一起 4℃,12 000 rpm 离心 5 min,取上清分装于 0.5 mL 离心管中并置于－20℃保存。

3.2.3　BCA 法蛋白含量测定

BCA(Bicinchoninic Acid)是对一价铜离子(Cu^+)敏感、稳定和高特异性的试剂。在碱性溶液中，蛋白质将二价铜离子(Cu^{2+})还原成一价铜离子(Cu^+)，后者在测定试剂 BCA 中形成一个在 562 nm 处具有最大光吸收的紫色复合物。复合物的光吸收强度与蛋白质的浓度成正比。

① 配制工作液：根据标准品和样品数量，按 50 体积 BCA 试剂 A 加 1 体积 BCA 试剂 B(50∶1)配制适量 BCA 工作液,充分混匀。

② 稀释标准品：取 10 μl 标准品用 PBS 稀释至 100 μL(标准品用 PBS 稀释),使终浓度为 0.5 mg/mL。将标准品按 0,1,2,4,8,12,16,20 μL 加到 96 孔板的蛋白标准品孔中,加 PBS 补足到 20 μL。

③ 加适当体积样品到 96 孔板的样品孔中,补加 PBS 到 20 μL。

④ 各孔加入 200 μL BCA 工作液,37℃放置 30 min。

⑤ 冷却到室温,用酶标仪测定 OD562 nm,制作标准曲线,根据标准曲线进行蛋白样品浓度的计算。

3.3　蛋白免疫印迹检测

蛋白免疫印迹(Western Blot,WB)由凝胶电泳、样品的印迹和免疫学检测三个部分组成。第一步是做 SDS‐聚丙烯酰胺凝胶电泳,使待测样品中的蛋白质按分子量大小在凝胶中分成带。第二步把凝胶中已分成条带的蛋白质转移到一种固相支持物上,常用的材料是聚偏二氟乙烯膜(PVDF 膜),蛋白转移的方法多用电泳转移,它又有半干法和湿法之分,现在大多用湿法。第三步是用特异性的抗体检测出已经印迹在膜上的所要研究的相应抗原。具体操作步骤如下(图 4):

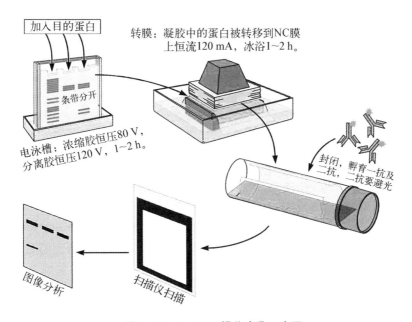

图 4　Western Blot 操作步骤示意图

① 根据待测蛋白分子量大小配制不同浓度的下层凝胶(分离胶),混匀后灌胶,并小心在胶面上加入 1 cm 高的无水乙醇,待胶自然凝聚后倾出。配制一定量的上层凝胶(浓缩胶)。混匀后灌胶,迅速插入梳子,待胶凝固后小心拔出梳子,用注射器抽取电泳缓冲液冲洗加样孔,清除未凝的丙烯酰胺。

② 蛋白质样品处理及加样:用 RIPA 裂解液提取的蛋白样品,测定完蛋白含量后,计算含 40 μg 蛋白的溶液体积即为上样量。取出上样样品至 0.5 mL 离心管中。加入 5×SDS 上样缓冲液至终浓度为 1×。上样前蛋白样品充分振荡混匀,置沸水浴中煮沸 5 min,取出后 12 000 rpm 离心 5 min,每个泳道加 10～18 μL 蛋白样品进行电泳。

③ 电泳:打开电泳仪调至 80 V 恒压,待样品进入分离胶时,调节电压使恒定在 120 V。待目的蛋白被分离开,溴酚蓝指示剂迁移至凝胶下沿 0.5 cm 时停止电泳。

④ 取下凝胶,在其左上角切下一小块作为标记。预先将要转印的凝胶、PVDF 膜和 Bio-Rad thick 滤纸浸入转移缓冲液中浸泡 20 min,按从负极到正极依次为:Bio-Rad thick 滤纸—SDS‐PAGE 凝胶—PVDF 膜—Bio-Rad thick 滤纸的顺序组装转移夹层,去除所有气泡。

⑤ 将此转移夹层放入电转仪中,根据目的蛋白分子量在冰浴中用 120 mA 恒定电流转移 1～2 h。

⑥ 取出 PVDF 膜观察蛋白质转移情况,按照目的蛋白分子量所在位置裁膜。

⑦ 将 PVDF 膜置于封闭缓冲液中,37℃振摇封闭 1 h。

⑧ 用封闭缓冲液稀释相应的一抗(稀释倍数 1∶500～1∶1 000),4℃孵育过夜。

⑨ 次日,用封闭缓冲液稀相应的二抗(1∶1 000)室温孵育 2 h。

⑩ 上述两步之后均用 TBST 洗涤 PVDF 膜,3 次,每 10 min 换液 1 次。

⑪ 激光扫描：取出 PVDF 膜在扫描仪上进行扫描，依次进行图像裁切、定道、定分子量标准、背景扣除等操作。扫描结束后对扫描结果进行分析。

3.4　流式细胞学实验

凋亡的流式细胞仪检测：

① 用去离子水按 1∶4 稀释结合缓冲液（4 mL 结合缓冲液加 12 mL 去离子水）。

② 用 4℃ 预冷的 PBS 洗细胞两次，1 000 rpm 离心 5 min。

③ 用 250 μL 结合缓冲液重新悬浮细胞，调节浓度为 $1×10^6$/mL。

④ 取 100 μL 的细胞悬液于 1.5 mL 的 EP 管中。

⑤ 再加入 5 μL 的 Annexin V/FITC 和 10 μL 20 μg/mL PI 溶液。

⑥ 混匀后，室温避光孵育 15 min。

⑦ 加入预冷的 PBS 溶液 260 μL。

⑧ 再加入含有 4% 多聚甲醛固定液的预冷 PBS 溶液 125 mL，充分混匀。4℃ 避光保存备用。

⑨ 流式细胞仪检测凋亡率。

3.5　细胞活性实验 CCK - 8

Cell Counting Kit - 8 简称 CCK - 8 试剂盒，是一种基于 WST - 8 的广泛应用于细胞活性和细胞毒性的快速高灵敏度检测试剂盒。WST - 8 是一种类似于 MTT 的化合物，在电子耦合试剂存在的情况下，可以被线粒体内的一些脱氢酶还原生成橙黄色的甲瓒(formazan)。细胞活性越高,则颜色越深;细胞毒性越大,则颜色越浅。对于同样的细胞,颜色的深浅和细胞数目呈线性关系。

具体操作步骤如下:

① 在 96 孔板中接种消化后的细胞悬液 100 μL(细胞个数为 2×10^3 个)。按照实验需要,进行培养并给予 10 μL 特定的药物刺激。将培养板放在培养箱,37℃,5%CO_2 预培养 24 h。

② 向每孔加入 10 μL 的 CCK-8 溶液,尽量避免气泡。

③ 在细胞培养箱内继续孵育 1 h。

④ 用酶标仪测定在 450 nm 处的吸光度。制作标准曲线,根据标准曲线进行细胞活性评估。

3.6　细胞免疫荧光技术

① 在培养板中将已爬好细胞的玻片用 PBS 浸洗 3 次,每次 3 min;

② 用 4% 的多聚甲醛固定爬片 15 min,PBS 浸洗玻片 3 次,每次 3 min;

③ 0.5% Triton X-100(PBS 配制)室温通透 20 min(细胞膜上表达的抗原省略此步骤);

④ PBS 浸洗玻片 3 次,每次 3 min,吸水纸吸干 PBS,在玻片上滴加正常山羊血清,室温封闭 30 min;

⑤ 吸水纸吸掉封闭液,不洗,每张玻片滴加足够量的稀释好的一抗并放入湿盒,4℃孵育过夜;

⑥ 加荧光二抗:PBST 浸洗爬片 3 次,每次 3 min,吸水纸吸干爬片上多余液体后滴加稀释好的荧光二抗,湿盒中 20℃～37℃孵育 1 h,

PBST 浸洗切片 3 次,每次 3 min;

⑦ 复染核:滴加 DAPI 避光孵育 5 min,对标本进行染核,PBST 5 min×4 次洗去多余的 DAPI;

⑧ 用吸水纸吸干爬片上的液体,用含抗荧光淬灭剂的封片液封片,然后在荧光显微镜下观察采集图像。

3.7　细胞转染技术

① 转染试剂的准备:

a. 将 400 ul 去核酸酶水加入管中,震荡 10 s,溶解脂状物;

b. 震荡后将试剂放在 −20℃ 保存,使用前还需震荡;

② 选择合适的混合比例(1∶1—1∶2/脂质体体积∶DNA 质量)来转染细胞。在一个转染管中加入合适体积的无血清培养基。加入合适质量的 MyoD 或者 EGFP 的 DNA,震荡后在加入合适体积的转染试剂,再次震荡;

③ 将混合液在室温放置 10∼15 min;

④ 吸去培养板中的培养基,用 PBS 或者无血清培养基清洗一次;

⑤ 加入混合液,将细胞放回培养箱中培养 1 h;

⑥ 根据细胞种类决定是否移除混合液,之后加入完全培养基继续培养 24∼48 h。

第二次细胞传代:

① 在转染后 24 h,观察实验结果并记录绿色荧光蛋白表达情况;

② 再次进行细胞传代,按照下次实验合适的密度 $0.8×10^5$ 个细胞/35 mm 培养皿将细胞重新布入培养皿中。

3.8 RT‐PCR 技术

① 将细胞匀浆、离心、分离出 RNA；

② 总 RNA 提取和反转录：用 Trizol 一步法提取总 RNA，用紫外分光光度计检测 mRNA 纯度并计算其浓度，RT‐PCR 条件为：37℃ 60 min，95℃ 10 min，cDNA 产物置于—20℃保存；

③ 引物扩增设计：根据 Genebank 序列，设计引物序列并合成；

④ 实时定量 PCR 实验方法：使用 SYRB® Premix Ex TaqTM 和 Light Cycler PCR 扩增仪（Roche）进行荧光扩增。

3.9 细胞内活性氧(ROS)的测定

① 装载探针：按照 1：1 000 用无血清培养液稀释 DCFH‐DA，使终浓度为 10 μmol/L。去除细胞培养液，加入适当体积稀释好的DCFH‐DA。加入的体积以能充分盖住细胞为宜，通常对于六孔板的一个孔加入稀释好的 DCFH‐DA 不少于 1 mL。37℃细胞培养箱内孵育 20 min。用无血清细胞培养液洗涤细胞三次，以充分去除未进入细胞内的DCFH‐DA。通常活性氧阳性对照在刺激细胞 20～30 min 后可以显著提高活性氧水平。

② 检测：对于原位装载探针的样品可以用激光共聚焦显微镜直接观察，或收集细胞后用荧光分光光度计、荧光酶标仪或流式细胞仪检测。对于收集细胞后装载探针的样品可以用荧光分光光度计、荧光酶标仪或流式细胞仪检测。

③ 参数设置：使用 488 nm 激发波长，525 nm 发射波长，实时或逐时间点检测刺激前后荧光的强弱。DCF 的荧光光谱和 FITC 非常相似，可以用 FITC 的参数设置检测 DCF。

第4章

白藜芦醇可能通过 NF−κB 途径减轻糖尿病血管炎症和巨噬细胞浸润的动物实验

4.1　前　　言

　　糖尿病是当前社会中一种很严重的、危害公众健康的慢性非传染性疾病。根据 2011 年美国的统计数据显示,2010 年美国 65 岁以上的人群中有 1 000 多万人罹患糖尿病(26.9%)。而 20 岁以上的人群中,每年有大约 190 万人新发糖尿病[1]。一般认为,糖尿病能将心血管疾病的风险提高 2 至 4 倍[2]。而且,心血管疾病的患者合并患有糖尿病,其死亡率和病死率更高[3]。

　　糖尿病以及它的并发症,如糖尿病肾病、糖尿病视网膜病变、糖尿病神经病变、伤口的愈合障碍及动脉粥样硬化等,涉及到一系列的细胞和亚细胞层面的改变[4]。一些其它病理生理的改变也参与了糖尿病的发展,包括血脂紊乱、炎症因子的产生、氧化应激等[5,6]。而血管的慢性炎症状态被认为与糖尿病的血管并发症之间关系密切[7]。在炎症发生发展的过程中,巨噬细胞通过活化细胞表面细胞因子受体,趋化至血管损伤处或血管内皮。巨噬细胞可以强烈的粘附血管内皮并穿越内皮层。已知的炎症因子,如细胞间粘附因子 1(intercellular adhesion molecule－1,ICAM－1)、内皮血管粘附因子 1(endothelial vascular cell adhesion molecule－1,VCAM－1)、单核细胞化学趋化蛋白 1(monocyte chemoattractant protein－1,MCP－1)都介导了巨噬细胞的粘附和浸润[8]。

越来越多的证据显示,SIRT1 蛋白参与了糖尿病相关的糖脂代谢紊乱、炎症和氧化应激[9]。而且,SIRT1 的强激动剂——白藜芦醇(resveratrol,RSV),体内和体外实验均显示其对糖脂代谢以及衰老都有改善作用[10-12]。这些发现提示白藜芦醇可能可以用来治疗糖尿病及其并发症。早期的研究发现,在大鼠的动物模型上,白藜芦醇可以通过 COX－1 途径抑制前列腺素的合成来起到抗炎症的作用[13,14]。最近的一项研究发现,白藜芦醇可以去乙酰化内皮细胞 NF－κB 通路上的 RelA/p65 位点,因此白藜芦醇对 NF－κB 的激活以及调控下游内皮细胞粘附因子的表达显得非常重要[15]。一些离体实验也报道了白藜芦醇能减少人血管内皮细胞 VCAM－1 的表达和单核细胞的粘附[16,17]。但是,很少有报道关注白藜芦醇对糖尿病动物的血管炎症状态和巨噬细胞浸润的影响。因此,提出一个假设:白藜芦醇可能通过作用NF－κB通路抑制糖尿病小鼠主动脉内粘附因子的表达(ICAM－1、VCAM－1及 MCP－1 等)及巨噬细胞的浸润。

4.2　材料和方法

4.2.1　材料和实验动物

除非特别说明,否则本研究中所用的化学试剂和药品均购于美国西格玛奥德里奇有限公司(Sigma Chemical Co.,St. Louis,USA)。

本实验所用雄性 db/db 小鼠(C57BL/KsJ-db/db)购自美国 Jackson

实验室(Bar Harbor，ME，USA)，饲养在上海市第十人民医院中心实验室动物房(自由饮食,室温 22±2℃,12 h 昼夜交替)。共 20 只db/db小鼠(6 周龄,30～35 g)作为主要研究对象,10 只 C57BL/6J 小鼠(6 周龄,20～22 g)作为正常对照。在小鼠第 8 周周龄开始,检测血糖等指标,并分成 3 组:正常对照组(10 只)、糖尿病未治疗组(10 只)和糖尿病RSV 治疗组(10 只)。按照文献报道,在小鼠饲料中混合 0.3% 的白藜芦醇(RSV),将含有白藜芦醇的饲料喂养小鼠共计 8 周[18]。每 2 周监测小鼠的体重、食量、血糖血脂水平。所有动物实验均遵从《中国实验动物学会章程》,本实验已通过上海市第十人民医院中心实验室动物伦理审查。

4.2.2　血液生化检查

小鼠禁食 6 小时后从尾静脉抽取血液样品。将血样放离心机内在 4℃ 以 1 000 g 的离心力离心 15 min 得到血浆样本并储存在 -80℃ 冰箱。用商品化的检测试剂盒(Wako Inc.，Richmond，USA)检测小鼠血浆胰岛素、糖化血红蛋白(HbA1c)、总胆固醇(total cholesterol)、甘油三酯(triglycerides)和游离脂肪酸(free fatty acids)水平。

4.2.3　血浆 ICAM - 1、VCAM - 1 和 MCP - 1 的检测

小鼠血浆 ICAM - 1、VCAM - 1 和 MCP - 1 浓度用商业化 ELISA试剂盒(R&D Systems，Minneapolis，USA)检测,具体操作步骤按照厂家说明书。

4.2.4　小鼠主动脉的分离

经过 8 周的口服白藜芦醇治疗后,给小鼠腹腔注射 3% 戊巴比妥(30 mg/kg)麻醉后处死。仔细分离小鼠主动脉组织后放入预冷的 Kreb氏缓冲液(pH 7.4,118 mM NaCl,4.7 mM KCl,1.1 mM MgSO$_4$,

1.2 mM KH$_2$PO$_4$,1.5 mM CaCl$_2$,25 mM NaHCO$_3$ 和 10 mM 葡萄糖)。与主动脉瓣交叉处的主动脉组织保留下做免疫组织化学和组织免疫荧光染色。剩下的组织冷冻并储存在 -80℃ 留做 Western blot 实验。

4.2.5　免疫组织化学和组织免疫荧光染色

前述保留的主动脉窦组织用 4% 多聚甲醛 4℃ 固定 48 h。固定后石蜡包埋切片(5 μm 厚),用于后续的免疫组化和免疫荧光染色。切片常规脱蜡脱水,滴加 0.3% 过氧化氢并覆盖 10 分钟消除内源性的过氧化氢酶,PBS 润洗 3 次。之后切片用 10% 山羊血清室温封闭 1 小时。一抗 4℃ 孵育过夜后,加二抗室温孵育 1 小时,用 DAB 试剂盒显色。

为了检测主动脉组织内活化的巨噬细胞,先用柠檬酸缓冲液修复抗原。一抗使用抗 Mac‑3 抗体(1∶100 dilution；Santa Cruz Biotech Inc.，CA，USA),二抗为藻红蛋白标记(Beyotime Biotech Inc.，Jiangsu，China),细胞核用 4′,6‑二氨基‑2‑苯基吲哚(DAPI，Beyotime Biotech Inc.，Jiangsu，China)。显微镜下随机选取 10～20 个视野,用 NIH Image Pro-Plus 6.0 软件统计分析。

4.2.6　蛋白提取、定量和 Western Blot 分析

小鼠主动脉总蛋白和核蛋白采用 Western blot 技术分析。细胞核内的 NF‑κB p65 蛋白的提取使用核蛋白提取试剂盒(Beyotime Biotech Inc.，Jiangsu，China)。蛋白浓度定量使用 BCA 蛋白定量试剂盒(Pierce Chemical Company，Rockford，USA)。蛋白电泳采用 8% 或 10% SDS 聚丙烯酰胺凝胶,每孔蛋白的上样量为 40 μg。电泳完毕后,转膜至 PVDF 膜,随后用 5% 的脱脂牛奶封闭(磷酸化蛋白使用 5% BSA 封闭)1 h,孵育一抗后 4℃ 过夜。第二天用 TBST 润洗 3 次后,室温下孵育二抗 1 h,再次用 TBST 润洗后,曝光、去背景、剪裁后分析。

4.2.7 统计分析

所有数据均采用 SPSS 16.0 记录分析。每组数据均检测是否为正态分布,以均数±标准差的形式显示。组间比较采用单因素方差分析,非参数检验使用 Mann-Whitney U 检验。P 值小于 0.05 考虑有统计学意义。

4.3 结　果

4.3.1 白藜芦醇对实验小鼠一般状况的影响

表 1 详细列举了 3 组小鼠在实验开始和实验结束时全身各参数的情况。与糖尿病未干预对照组相比,白藜芦醇治疗组小鼠在实验末的体重显著较轻($p<0.001$)。实验期间各组小鼠无死亡。

表 1　各组小鼠体重、血生化指标比较情况

	db/db+RSV (n=10)	db/db (n=10)	Control (n=10)
Start weight (g)	32.2±0.7*	31.5±1.3*	20.6±1.0
End weight (g)	45.4±1.5*#	50.2±1.7*	27.6±1.3
Fasting blood glucose (mmol/L)	18.3±2.4*#	28.0±2.1*	6.7±0.5
Plasma insulin (ng/mL)	5.89±0.84*#	7.48±1.53*	3.91±1.11
Glycated haemoglobin (%)	7.9±0.8*#	8.8±0.6*	5.3±0.6
Total cholesterol (mmol/L)	4.28±0.49*#	5.44±0.62*	3.50±0.49
Triglyceride (mmol/L)	3.56±0.64*#	4.33±0.57*	1.22±0.19
Free fatty acids (mmol/L)	0.65±0.14*#	1.01±0.15*	0.39±0.18

Data are presented as mean ±SD values.
* $p<0.001$ versus the control group.
# $p<0.001$ versus the untreated diabetic group.

4.3.2　白藜芦醇对实验小鼠糖脂代谢的影响

　　白藜芦醇干预组小鼠的血糖、血浆胰岛素、糖化血红蛋白、总胆固醇、甘油三酯和游离脂肪酸水平均较糖尿病未干预组显著降低($p <$ 0.001），但两组糖尿病小鼠的上述各指标均明显高于正常对照组小鼠（表 1，$p < 0.001$）。图 1(a)和(b)显示了白藜芦醇能显著降低小鼠在第 12、14 和 16 周时的血糖和血胆固醇水平。

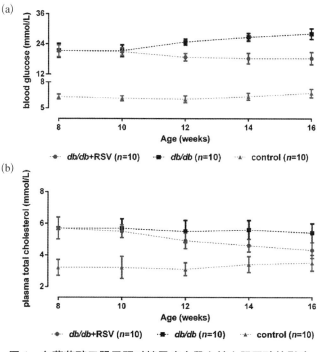

图 1　白藜芦醇口服干预对糖尿病小鼠血糖血胆固醇的影响

4.3.3　实验小鼠主动脉组织和各主要器官 SIRT1 的表达

　　db/db 小鼠是一种 Leptin 受体缺陷的动物，被广泛用于肥胖、糖尿病和血脂紊乱的研究[19,20]。因此，本研究主要以该小鼠的主动脉组织作为研究对象。如图 2 所示，糖尿病小鼠组主动脉组织和其它组要器官的 SIRT1

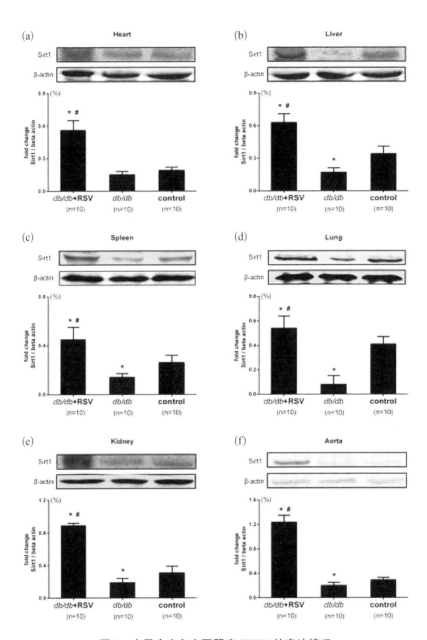

图 2　小鼠全身各主要器官 SIRT1 的表达情况

表达明显降低，然而白藜芦醇能显著提高 SIRT1 的水平（$p<0.05$）。

4.3.4　白藜芦醇对主动脉组织 ICAM‑1、VCAM‑1 和 MCP‑1 表达的影响

图 3 的组织免疫荧光染色显示，糖尿病未治疗组小鼠的主动脉组织内的 ICAM‑1、VCAM‑1 和 MCP‑1 的水平显著升高。而白藜芦醇治疗后 ICAM‑1、VCAM‑1 和 MCP‑1 表达明显减少（$p<0.05$）。Western blot 分析也得出了相似的结果。

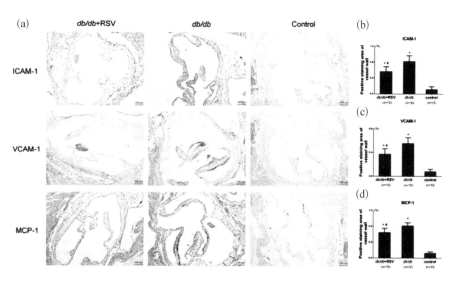

图 3　白藜芦醇干预后对各组小鼠主动脉组织 ICAM‑1、VCAM‑1 和 MCP‑1 表达的影响

4.3.5　白藜芦醇对血浆炎症因子水平的影响

实验结束末抽取小鼠血液，分离的血浆用于 ICAM‑1、VCAM‑1 和 MCP‑1 的测定。血浆可溶性 ICAM‑1 在糖尿病治疗组、糖尿病未治疗组和正常对照组小鼠血浆内的浓度分别为 8.36 ± 1.26、13.36 ± 2.19 和 $1.89\pm0.45\ \text{ng/mL}$。VCAM‑1 在三组小鼠血浆内的浓度分别为 $12.08\pm$

1.25、14.79±1.00 和 6.02±0.87 ng/mL。MCP－1 在三组小鼠血浆内的浓度分别为 5.22±0.68、7.23±0.72 和 3.26±0.63 pg/mL。结果显示,糖尿病未治疗小鼠血浆 ICAM－1、VCAM－1 和 MCP－1 的浓度要明显高于白藜芦醇干预组小鼠。因此,白藜芦醇能显著降低糖尿病小鼠血浆 ICAM－1、VCAM－1 和 MCP－1 的水平(图 4d,$p < 0.05$)。

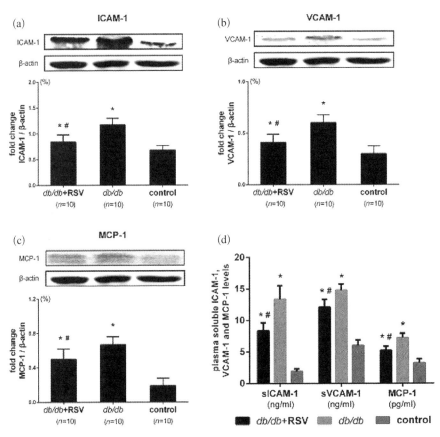

图 4　Western blot 及 ELISA 检测小鼠主动脉组织和血浆中
ICAM－1、VCAM－1 和 MCP－1 的水平

4.3.6　白藜芦醇对主动脉内巨噬细胞浸润的影响

接下来我们检测了白藜芦醇对糖尿病小鼠主动脉组织内巨噬细胞

的浸润情况。用 Mac‑3 来标记已被激活的巨噬细胞。免疫荧光染色的结果显示,与糖尿病未治疗组相比,白藜芦醇治疗后糖尿病小鼠主动脉组织内活化的巨噬细胞程度明显减少(图 5,$p < 0.05$)。

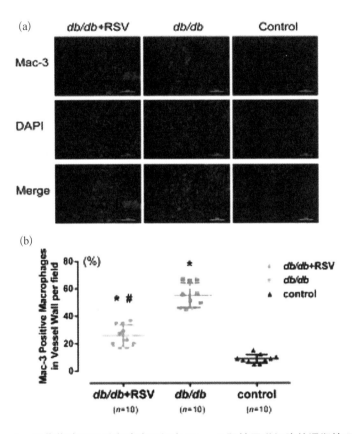

图 5　白藜芦醇干预后主动脉组织中 Mac‑3 阳性巨噬细胞的浸润情况

4.3.7　白藜芦醇介导的对主动脉内 NF‑κB 信号通路的抑制作用

研究发现,糖尿病小鼠主动脉组织内磷酸化的 IKKα/β、IκB、NF‑κB p65 以及非磷酸化的 NF‑κB p65 活性显著增强(图 6,$p < 0.001$)。然而,白藜芦醇治疗后,糖尿病小鼠主动脉内上述磷酸化蛋白的表达显

著减少(图 6)。

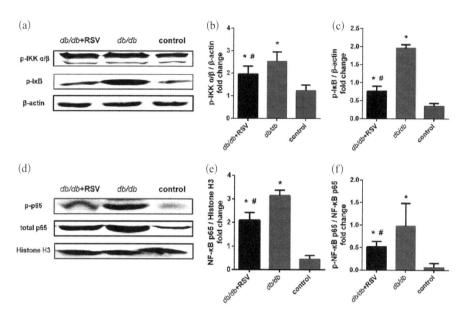

图 6 白藜芦醇干预后小鼠主动脉组织内 NF‐κB 通路的活化情况

4.4 讨   论

糖尿病引起的糖代谢异常被视为与动脉粥样硬化及其并发症密切相关,而这些疾病使得糖尿病患者有着相当高的死亡率和病死率,并给健康医疗带来很大的经济负担[21]。以往的流行病学研究已经明确了糖尿病及其并发症与体内炎症反应有着紧密的关联[22]。但是,糖尿病和炎症之间具体的机制仍然不清。本研究主要的发现是:在 db/db 糖尿病小鼠的饮食中添加白藜芦醇,可以显著降低血管的炎症程度并减少血管内巨噬细胞的浸润。因此,结果提示,白藜芦醇可被用于治疗或预防糖尿病的血管并发症。

　　从糖尿病病理生理学角度上来说,血管内皮的激活以及单核细胞粘附增多,是触发糖尿病血管炎症反应的早期事件[23]。一些粘附分子,比如 E‑选择素(E‑selectin)、ICAM‑1 和 VCAM‑1 等,在活化的血小板、单核细胞或巨噬细胞、血管内皮细胞表面均有表达[24]。当活化的内皮细胞(ECs)表达并分泌这些粘附分子进入血液后,就会吸引血液循环中的单核细胞迁徙至内皮细胞下层(sub-endothelial space),随后单核细胞进一步被激活成为巨噬细胞和泡沫细胞(foam cells)。上述过程最终演变为动脉粥样硬化斑块[24]。

　　E‑选择素、ICAM‑1、VCAM‑1 和 MCP‑1 都参与了单核细胞及巨噬细胞的迁徙、浸润过程,加上胰岛素抵抗,一同诱导了糖尿病慢性炎症的状态[25,26]。Haubner 等人发现[27],从糖尿病个体中分离的内皮细胞暴露在高糖环境后其 MCP‑1 的表达增加了 $40\%\sim70\%$,而 VCAM‑1 的水平增高了 $10\%\sim20\%$。而且,有报导也发现 MCP‑1 G‑2518 基因型与血浆 MCP‑1 水平和 2 型糖尿病呈负相关[28]。许多研究均证实了,与健康个体相比,循环中的 ICAM‑1、VCAM‑1 和 MCP‑1 浓度在 2 型糖尿病患者身上显著升高[29-33]。因此,ICAM‑1、VCAM‑1 和 MCP‑1 可作为糖尿病及其并发症的诊断指标及治疗靶点。

　　激活的炎症相关信号通路也参与了糖尿病大血管并发症的形成过程[25,26,34]。转录调控因子 NF‑κB(NF‑κB)是目前研究最广泛的信号通路之一,在炎症反应中起着重要作用。高血糖可以加速激活 NF‑κB 通路,诱导许多下游炎症相关基因的表达。其中有多个基因编码与动脉粥样硬化相关的炎症因子,包括炎症的化学因子和粘附因子[34]。在人类动脉粥样硬化病变的血管平滑肌细胞、巨噬细胞核内皮细胞内均能检测到活化的 NF‑κB 及其核内的 p65 亚基,提示 NF‑κB 参与了动脉粥样硬化的过程[35]。而且,NF‑κB 通路参与了单核细胞、淋巴细胞等免疫细胞在动脉粥样硬化病变处的细胞粘附、渗出和集聚,被认为对动脉粥样斑块的形成具有重要作用[36]。此外,NF - κB 通路还影响着血管平滑肌细胞的增殖[37]、炎症因子的表达、分泌等[38]。因此,NF - κB 通路与心血管疾病和糖尿病的病理生理过程密切相关。

Bordone L 等人[39]发现,SIRT1 可以通过直接结合 UCP - 2 的启动子而抑制解偶联蛋白(uncoupling protein),增强这种抑制能改善胰岛素抵抗。另一项研究也显示,SIRT1 去乙酰化 FoxO1 后可以用于改善糖尿病患者的 β 细胞衰竭并保护胰岛的功能[40]。而且,SIRT1 的强激动剂白藜芦醇能够显著增加糖尿病大鼠胰岛素的分泌、延缓胰岛素抵抗的发生[41]。此外,离体实验证实了增强 SIRT1 的表达能够改善胰岛素的敏感性,特别是在胰岛素抵抗的状态下[42]。白藜芦醇(3,5,4 -三羟基芪)是一种存在于葡萄表皮、花生、桑葚和红酒中的天然多酚类化合物。据已有的报道证实能激活 SIRT1,并能延长器官的寿命[43,44]。尽管白藜芦醇口服后吸收、代谢和组织分布的个体差异较大[45],但似乎口服的方式更易被人们所接受。最近,Do GM 等[46]报道了口服白藜芦醇能通过 AMPK 通路改善糖尿病小鼠的糖脂代谢和 β 细胞衰竭。我们的研究进一步确定了,饮食中添加白藜芦醇能降低自发糖尿病 db/db 小鼠的血糖、血脂和游离脂肪酸水平。相似的是,白藜芦醇干预后,糖尿病小鼠的体重和胰岛素水平也较未干预组显著改善($p < 0.05$)。

已有的体内和体外实验证实了白藜芦醇能改善内皮细胞功能紊乱以及抑制胰腺 β 细胞的凋亡[47,48]。其它研究也报道了白藜芦醇能降低炎症因子和氧化应激标记物的水平[49,50]。有的研究指出白藜芦醇能上调 SIRT1 的水平来减少高糖诱导的超氧物的产生,抑制 p47 亚基的活性并诱导 FOXO3a 的生成[51]。并且,Liu FC 等人[52]报道了白藜芦醇不仅能抑制糖基化终末产物(AGEs)诱导的 COX - 2、NO 和 PGE2 的产生,还能抑制 NF - κB 通路和 JNK/ERK - AP - 1 信号通路的活化。另一项临床研究也提示了,白藜芦醇能下调 2 型糖尿病病人主要的炎症因子的水平,显示出了其免疫调控的作用[53]。研究发现,白藜芦醇能显著降低 NF‑κB 信号通路上 IKKα/β、IκB 和 p65 亚基的表达。这些结果可能解释部分白藜芦醇和 SIRT1 的治疗糖尿病及其并发症的益处[54,55]。

　　然而,本研究也有不足之处。没有深入研究白藜芦醇或 SIRT1 是如何调控炎症因子基因的表达,也未深入研究其调控 NF‑κB 信号通路的机制。而且,白藜芦醇有复杂的生物学效果,可能对多种组织器官均有不同的作用。因此,需要将来进行更加深入的研究,阐明白藜芦醇对糖尿病及其并发症保护作用的机制。

4.5　结　　论

　　总之,本研究发现白藜芦醇能降低 db/db 糖尿病小鼠主动脉及血浆 ICAM‑1、VCAM‑1 和 MCP‑1 的水平。饮食中添加白藜芦醇的小鼠的主动脉组织内磷酸化的 IKKα/β、IκB 和 p65 亚基的表达也显著减少。这些结果显示了白藜芦醇能通过下调 NF‑κB 信号通路的活性来发挥其治疗糖尿病血管炎症的作用。

参考文献

[1] National Diabetes Statistics, 2011, diabetes. niddk. nih. gov/dm/pubs/ statistics (2011, accessed 9 September 2013).

[2] Kuusisto J and Laakso M. Update on Type 2 Diabetes as a Cardiovascular Disease Risk Equivalent[J]. Curr Cardiol Rep. , 2013, 15: 1 - 6.

[3] Matheus AS, Tannus LR, Cobas RA et al. Impact of diabetes on cardiovascular disease: an update[J]. Int J Hypertens, 2013, 2013: 653789.

[4] Costa PZ and Soares R. Neovascularization in diabetes and its complications.

Unraveling the angiogenic paradox[J]. Life Scil. , 2013, 92: 1037 - 1045.

[5] Galassetti P. Inflammation and oxidative stress in obesity, metabolic syndrome, and diabetes[J]. Exp Diabetes Res. , 2012, 2012: 943706.

[6] Guo R, Liu B, Zhou S, et al. The protective effect of fasudil on the structure and function of cardiac mitochondria from rats with type 2 diabetes induced by streptozotocin with a high-fat diet is mediated by the attenuation of oxidative stress[J]. Biomed Res Int. , 2013, 2013: 430791.

[7] Forbes JM and Cooper ME. Mechanisms of diabetic complications [J]. Physiol Rev. , 2013, 93: 137 - 188.

[8] Bhargava P and Lee CH. Role and function of macrophages in the metabolic syndrome[J]. Biochem J. , 2012, 442: 253 - 262.

[9] Kitada M, Kume S, Kanasaki K, et al. Sirtuins as possible drug targets in type 2 diabetes[J]. Curr Drug Targets, 2013, 14: 622 - 636.

[10] Li H, Horke S and Förstermann U. Oxidative stress in vascular disease and its pharmacological prevention [J]. Trends Pharmacol Sci. , 2013, 34: 313 - 319.

[11] Prasad K. Resveratrol, wine, and atherosclerosis[J]. Int J Angiol, 2012, 21: 7 - 18.

[12] Xu Q and Si LY. Resveratrol role in cardiovascular and metabolic health and potential mechanisms of action[J]. Nutr Res. , 2012, 32: 648 - 658.

[13] Jang M, Cai L, Udeani GO, et al. Cancer chemopreventive activity of resveratrol, a natural product derived from grapes[J]. Science, 1997, 275: 218 - 220.

[14] Szewczuk LM, Forti L, Stivala LA, et al. Resveratrol is a peroxidase-mediated inactivator of COX - 1 but not COX - 2: a mechanistic approach to the design of COX - 1 selective agents [J]. J Biol Chem. , 2004, 279: 22727 - 22737.

[15] Stein S, Schäfer N, Breitenstein A, et al. SIRT1 reduces endothelial

activation without affecting vascular function in ApoE－/－ mice[J]. Aging (Albany NY)，2010，2：353－360.

[16]　Bertelli AA，Baccalini R，Battaglia E，et al. Resveratrol inhibits TNF alpha-induced endothelial cell activation[J]. Therapie，2001，56：613－616.

[17]　Carluccio MA，Siculella L，Ancora MA，et al. Olive oil and red wine antioxidant polyphenols inhibit endothelial activation：antiatherogenic properties of Mediterranean diet phytochemicals[J]. Arterioscler Thromb Vasc Biol.，2003，23：622－629.

[18]　Kitada M，Kume S，Imaizumi N，et al. Resveratrol improves oxidative stress and protects against diabetic nephropathy through normalization of Mn－SOD dysfunction in AMPK/SIRT1-independent pathway[J]. Diabetes，2011，60：634－643.

[19]　Chen H，Charlat O，Tartaglia LA，et al. Evidence that the diabetes gene encodes the leptin receptor：identification of a mutation in the leptin receptor gene in db/db mice[J]. Cell，1996，84：491－495.

[20]　Kobayashi K，Forte TM，Taniguchi S，et al. The db/db mouse, a model for diabetic dyslipidemia：molecular characterization and effects of Western diet feeding[J]. Metabolism，2000，49：22－31.

[21]　Beckman JA，Creager MA and Libby P. Diabetes and atherosclerosis：epidemiology，pathophysiology，and management[J]. JAMA，2002，287：2570－2581.

[22]　Lontchi-Yimagou E，Sobngwi E，Matsha TE，et al. Diabetes mellitus and inflammation[J]. Curr Diab Rep.，2013，13：435－444.

[23]　Potenza MA，Gagliardi S，Nacci C，et al. Endothelial dysfunction in diabetes：from mechanisms to therapeutic targets[J]. Curr Med Chem.，2009，16：94－112.

[24]　Pittet MJ and Swirski FK. Monocytes link atherosclerosis and cancer[J]. Eur J Immunol，2011，41：2519－2522.

[25] Wellen KE and Hotamisligil GS. Inflammation, stress, and diabetes[J]. J Clin Invest, 2005, 115: 1111 - 1119.

[26] Schmidt MI and Duncan BB. Diabesity: an inflammatory metabolic condition [J]. Clin Chem Lab Med. , 2003, 41: 1120 - 1130.

[27] Haubner F, Lehle K, Münzel D, et al. Hyperglycemia increases the levels of vascular cellular adhesion molecule - 1 and monocyte-chemoattractant-protein-1 in the diabetic endothelial cell [J]. Biochem Biophys Res Commun. , 2007, 360: 560 - 565.

[28] Simeoni E, Hoffmann MM, Winkelmann BR, et al. Association between the A - 2518G polymorphism in the monocyte chemoattractant protein - 1 gene and insulin resistance and Type 2 diabetes mellitus[J]. Diabetologia, 2004, 47: 1574 - 1580.

[29] Bláha V, Andrýs C, SmahelováA, et al. Effect of atorvastatin on soluble CD14, CD40 Ligand, sE- and sP-selectins and MCP - 1 in patients with type 2 diabetes mellitus: relationship to cholesterol turnover [J]. Pharmacol Res. , 2006, 54: 421 - 428.

[30] Piemonti L, Calori G, Lattuada G, et al. Association between plasma monocyte chemoattractant protein - 1 concentration and cardiovascular disease mortality in middle-aged diabetic and nondiabetic individuals [J]. Diabetes Care, 2009, 32: 2105 - 2110.

[31] Lenghel AR, Kacso IM, Bondor CI, et al. Intercellular adhesion molecule, plasma adiponectin and albuminuria in type 2 diabetic patients[J]. Diabetes Res Clin Pract. , 2012, 95: 55 - 61.

[32] Nomura S, Inami N, Shouzu A, et al. Correlation and association between plasma platelet-, monocyte- and endothelial cell-derived microparticles in hypertensive patients with type 2 diabetes mellitus[J]. Platelets, 2009, 20: 406 - 414.

[33] Jin C, Lu L, Zhang RY, et al. Association of serum glycated albumin, C-

reactive protein and ICAM‑1 levels with diffuse coronary artery disease in patients with type 2 diabetes mellitus[J]. Clin Chim Acta. , 2009, 408: 45 – 49.

[34] Ouchi N, Kihara S, Funahashi T, et al. Obesity, adiponectin and vascular inflammatory disease[J]. Curr Opin Lipidol. , 2003, 14: 561 – 566.

[35] Barnes PJ and Karin M. Nuclear factor-kappaB: a pivotal transcription factor in chronic inflammatory diseases [J]. N Engl J Med. , 1997, 336: 1066 – 1071.

[36] Packard RR and Libby P. Inflammation in atherosclerosis: from vascular biology to biomarker discovery and risk prediction[J]. Clin Chem. , 2008, 54: 24 – 38.

[37] Lamers D, Schlich R, Greulich S, et al. Oleic acid and adipokines synergize in inducing proliferation and inflammatory signalling in human vascular smooth muscle cells[J]. J Cell Mol Med. , 2011, 15: 1177 – 1188.

[38] Brand K, Page S, Rogler G, et al. Activated transcription factor nuclear factor-kappa B is present in the atherosclerotic lesion[J]. J Clin Invest, 1996, 97: 1715 – 1722.

[39] Bordone L, Motta MC, Picard F, et al. Sirt1 regulates insulin secretion by repressing UCP2 in pancreatic beta cells[J]. PLoS Biol. , 2006, 4: e31.

[40] Kitamura YI, Kitamura T, Kruse JP, et al. FoxO1 protects against pancreatic beta cell failure through NeuroD and MafA induction[J]. Cell Metab. , 2005, 2: 153 – 163.

[41] Su HC, Hung LM and Chen JK. Resveratrol, a red wine antioxidant, possesses an insulin-like effect in streptozotocin-induced diabetic rats[J]. Am J Physiol Endocrinol Metab. , 2006, 290: E1339 – E1346.

[42] Sun C, Zhang F, Ge X, et al. SIRT1 improves insulin sensitivity under insulin-resistant conditions by repressing PTP1B[J]. Cell Metab. , 2007, 6: 307 – 319.

［43］ Howitz KT，Bitterman KJ，Cohen HY，et al. Small molecule activators of sirtuins extend Saccharomyces cerevisiae lifespan［J］. Nature，2003，425：191 – 196.

［44］ Wood JG，Rogina B，Lavu S，et al. Sirtuin activators mimic caloric restriction and delay ageing in metazoans［J］. Nature，2004，430：686 – 689.

［45］ Yu C，Shin YG，Chow A，etal. Human，rat，and mouse metabolism of resveratrol［J］. Pharm Res.，2002，19：1907 – 1914.

［46］ Do GM，Jung UJ，Park HJ，et al. Resveratrol ameliorates diabetes-related metabolic changes via activation of AMP-activated protein kinase and its downstream targets in db/db mice［J］. Mol Nutr Food Res.，2012，56：1282 – 1291.

［47］ Liu L，Gu L，Ma Q，et al. Resveratrol attenuates hydrogen peroxide-induced apoptosis in human umbilical vein endothelial cells［J］. Eur Rev Med Pharmacol Sci.，2013，17：88 – 94.

［48］ Ku CR，Lee HJ，Kim SK，et al. Resveratrol prevents streptozotocin-induced diabetes by inhibiting the apoptosis of pancreatic β – cell and the cleavage of poly (ADP-ribose) polymerase［J］. Endocr J.，2012，59：103 – 109.

［49］ Soufi FG，Mohammad-Nejad D and Ahmadieh H. Resveratrol improves diabetic retinopathy possibly through oxidative stress — nuclear factor κB — apoptosis pathway［J］. Pharmacol Rep.，2012，64：1505 – 1514.

［50］ Soufi FG，Vardyani M，Sheervalilou R，et al. Long-term treatment with resveratrol attenuates oxidative stress pro-inflammatory mediators and apoptosis in streptozotocin-nicotinamide-induced diabetic rats［J］. Gen Physiol Biophys.，2012，31：431 – 438.

［51］ Yun JM，Chien A，Jialal I，et al. Resveratrol up-regulates SIRT1 and inhibits cellular oxidative stress in the diabetic milieu：mechanistic insights［J］. J Nutr Biochem.，2012，23：699 – 705.

［52］ Liu FC，Hung LF，Wu WL，et al. Chondroprotective effects and mechanisms of resveratrol in advanced glycation end products-stimulated chondrocytes[J]. Arthritis Res Ther. ，2010，12：R167.

[53]　Tomé-Carneiro J，Larrosa M，Yáñez-Gascón MJ，et al. One-year supplementation with a grape extract containing resveratrol modulates inflammatory-related microRNAs and cytokines expression in peripheral blood mononuclear cells of type 2 diabetes and hypertensive patients with coronary artery disease[J]. Pharmacol Res. ，2013，72：69 – 82.

[54]　Bhatt JK，Thomas S and Nanjan MJ. Resveratrol supplementation improves glycemic control in type 2 diabetes mellitus[J]. Nutr Res. ，2012，32：537 – 541.

[55]　Brasnyó P，Molnár GA，Mohás M，et al. Resveratrol improves insulin sensitivity，reduces oxidative stress and activates the Akt pathway in type 2 diabetic patients[J]. Br J Nutr. ，2011，106：383 – 389.

第5章

白藜芦醇对高糖诱导的血管平滑肌细胞增殖和氧化应激的影响

5.1 前　　言

糖尿病是一种常见的、严重的危害人类健康的社会公众问题。糖尿病及其并发症伴随着血管内多种细胞和亚细胞层面的改变[1]。普遍认为糖尿病可造成血管收缩功能的异常[2]。特别是在 2 型糖尿病的患者中,血管平滑肌细胞在多种心血管疾病中起着重要的作用[3]。

血管平滑肌细胞(vascular smooth muscle cells,VSMCs)是血管壁的一部分,有着舒缩和分泌的功能,维持着血管的稳态[4]。上述的两种功能在病理状态下可使 VSMCs 产生适应和重构的变化。已有的临床和实验研究认为,糖尿病患者 VSMCs 功能受损可致大血管并发症或增加上述的发病风险[5,6]。

2 型糖尿病患者血管并发症的机制是非常复杂的,主要归因于氧化应激、血脂紊乱、高糖血症等[7]。高血糖所导致的活性氧簇(reactive oxidant species,ROS)可作用于多条途径,影响线粒体氧化磷酸化过程和内皮的一氧化氮合酶(endothelial NO synthase,eNOS)的活性,从而减少内皮中一氧化氮的含量产生更多的 ROS[8]。而脂质的异常也可增加氧化应激的压力并直接抑制 eNOS 的活性。更甚的是,脂质的蓄积和氧化应激会引起血管的损伤,继而出发炎症反应、释放化学和细胞因子加剧血管的功能紊乱。

白藜芦醇是一种强 SIRT1 激动剂,据报道能够作用于多种退行性疾病的多个病理环节[9,10],还能影响细胞的多个层面,如信号传导、酶的活性、凋亡和基因表达[11]。尽管白藜芦醇在预防和治疗心血管疾病方面有了相当多的报道,但白藜芦醇对 VSMCs 的具体作用机制和联系至今仍未阐明。在本研究中,提出了一个假说:白藜芦醇能减少高糖诱导 VSMCs 的增殖和细胞内氧化应激压力。并尝试探讨具体的机制。

5.2 材料和方法

5.2.1 材料和试剂

除非特别说明,否则本研究中所用的化学试剂和药品均购于美国西格玛奥德里奇有限公司(Sigma Chemical Co., St. Louis, USA)。

5.2.2 细胞培养

本实验所用的血管平滑肌细胞从 SD 大鼠主动脉组织中分离提取。所有动物实验均遵从《中国实验动物学会章程》,本实验已通过上海市第十人民医院中心实验室动物伦理审查。参考既往的文献报道[12],本实验用酶学法将 VSMCs 分离自 6～8 周龄雄性 SD 大鼠主动脉。分离出的 VSMCs 经 α-肌动蛋白染色鉴定。细胞培养基使用含 10% 胎牛血清和 1% 双抗的高糖 DMEM 改良培养基。VSMCs 在 37℃ 含有 5% 二氧化碳培养箱内储存,实验中均使用第 6～8 代细胞。白藜芦醇溶解在二甲基亚砜

(dimethylsulphoxide，DMSO)，储存浓度为 10^4 M，-20℃保存。用细胞培养基做进一步稀释，对照组细胞内添加 DMSO(终浓度不超过 0.125%)。

5.2.3 细胞活性测定

VSMCs 的细胞活性用 CCK－8 试剂盒测定，根据说明书操作(Beyotime Institute of Biotechnology，Jiangsu，China)。100 μL 的 VSMCs 细胞悬液以 $1\times10^4\sim2\times10^4$ 个/mL 的密度铺在 96 孔板中，随后添加白藜芦醇孵育 24 h。随后每孔加 10 μL 的 CCK－8 试剂孵育 2 h，在 450 nm 测吸光度。

5.2.4 细胞内活性氧簇(ROS)的测定

我们用 2,7－双氯荧光黄双乙酸盐(2′,7′－dichlorofluorescein diacetate，DCFH－DA)荧光探针(Beyotime Institute of Biotechnology，Jiangsu，China)来检测细胞内 ROS 的水平。将 VSMCs 以 $1\times10^5\sim2\times10^5$ 个/孔的密度接种在 24 孔板内。在 24 h 同步化以后，再用白藜芦醇干预(或不干预)细胞 24 h，每孔细胞加 30 mM 葡萄糖(D 型葡萄糖)处理 30 min。接着每孔再加 10 μM 的 DCFH－DA，避光37℃孵育 20 min。随后用 PBS 润洗、胰酶消化、重悬。随后将细胞立即置于荧光显微镜(Leica DMI6000，Leica，Germany)下观察和流式细胞仪(EPICS－XL，Beckman Coulter，Fullerton，USA)上分析。检测 ROS 时激发波长和发射波长分别为 514 nm 和529 nm。

5.2.5 氧化应激标记物的测定

VSMCs 用 1~100 μM 白藜芦醇孵育 24 h，随后加 30 mM 葡萄糖(D 型葡萄糖)处理 30 min 以诱发氧化应激压力。收集 VSMCs 并添加 500 μL 细胞裂解液(Beyotime Institute of Biotechnology，Jiangsu，

China）。随后以 10 000×g 离心 5 min。吸取细胞上清用来检测总抗氧化能力（TAC）、丙二醛（MDA）、谷胱甘肽（GSH）和超氧物歧化酶（SOD）水平。具体操作参照试剂盒说明书（Jian Cheng Biological Engineering Institute，Nanjing，China）。

5.2.6　蛋白提取、定量和 Western Blot 分析

细胞总蛋白和核蛋白采用 Western blot 技术分析。细胞核内的 NF‐κB p65 蛋白的提取使用核蛋白提取试剂盒（Beyotime Biotech Inc.，Jiangsu，China）。蛋白浓度定量使用 BCA 蛋白定量试剂盒（Pierce Chemical Company，Rockford，USA）。蛋白电泳采用 8% 或 10%SDS 聚丙烯酰胺凝胶，每孔蛋白的上样量为 40 μg。电泳完毕后，转膜至 PVDF 膜，随后用 5% 的脱脂牛奶封闭（磷酸化蛋白使用 5% BSA 封闭）1 h，孵育一抗后 4℃过夜。第二天用 TBST 润洗 3 次后，室温下孵育二抗 1 h，再次用 TBST 润洗后，曝光、去背景、剪裁后分析。

5.2.7　细胞周期分析

细胞 DNA 用碘化丙啶（propidium iodide，PI）染色后用流式细胞仪分析。总共计 4×10^5 个细胞预先用白藜芦醇（或不用白藜芦醇）孵育 24 h，随后用 30 mM 高糖处理 30 min。细胞离心后用 70% 的酒精固定，在 4℃过夜。上机前用 PBS 润洗 2 遍后，加含 0.1%FBS 的 PBS 缓冲液重悬。最后，将 VSMCs 细胞放在含 PBS‐EDTA 和 PI（10 μg/mL）的缓冲液中 37℃孵育 10 min，再用 RNA 酶（0.1 mg/mL）处理 1 h 后上流式细胞仪分析。DNA 的图形用 FlowJo software 7.6.5 软件分析。

5.2.8　统计分析

所有数据均采用 SPSS 16.0 记录分析。每组数据均检测是否为正态

分布,以均数±标准差的形式显示。组间比较采用单因素方差分析,非参数检验使用 Mann-Whitney U 检验。P 值小于 0.05 考虑有统计学意义。

5.3　结　果

5.3.1　白藜芦醇对细胞活性的影响

本实验中所用培养基含 10%FBS,与对照组相比,浓度 $1\sim100~\mu M$ 的白藜芦醇对细胞的活性没有明显的影响(图 1A)。但是,白藜芦醇 $200~\mu M$ 和 $500~\mu M$ 对细胞的活性有显著的抑制作用。当白藜芦醇的浓度达到 $525~\mu M$ 时,50%VSMCs 的活性被抑制(图 1B)。因此,本实验中白藜芦醇使用的工作浓度为 $1\sim100~\mu M$。

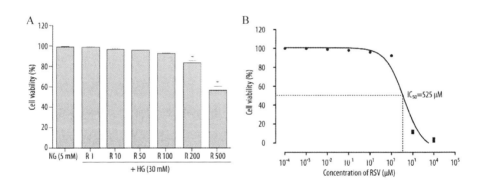

图 1　白藜芦醇对 VSMC 细胞活性的影响及 IC$_{50}$

5.3.2　白藜芦醇减少高糖诱导的 VSMCs 内 ROS 的形成及氧化应激压力

VSMCs 经高糖干预 30 min 后,细胞内 ROS 的生成显著增加(图 2A)。白藜芦醇干预后,VSMCs 内的 ROS 生产显著减少(图 2A 和

2B)。1~100 μM 不同浓度白藜芦醇干预 VSMCs 后,荧光显微镜镜下观察到的荧光信号显著减少(图 2B,$p < 0.05$)。

随后,观察了白藜芦醇对高糖诱导的 NADPH 氧化的压力,因为 NADPH 氧化酶亚基在高糖诱导产生的 ROS 中起着重要作用。参考既往的研究报道[13],检测了氧化酶亚基的磷酸化情况。研究发现氧化酶 p47 亚基丝氨酸的磷酸化在高糖刺激后显著增加,而白藜芦醇的干预能抑制这种磷酸化(图 2C)。

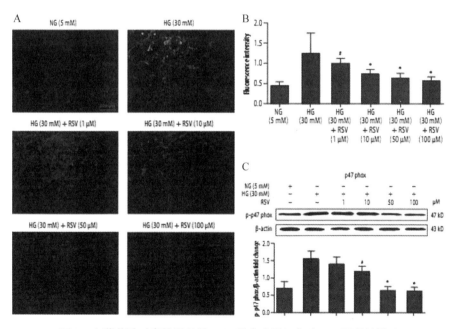

图 2　白藜芦醇对高糖诱导的 ROS 的生成及氧化酶 p47 亚基的影响

流式细胞检测的结果也显示,经高糖刺激后 VSMCs 内产生大量的 ROS(图 3A 和 3B)。白藜芦醇能显著减少 ROS 的生成并呈现浓度依赖趋势(图 3B,$p < 0.05$)。

5.3.3　氧化应激标记物的变化

经白藜芦醇干预后,VSMCs 的氧化应激标记物也有显著的变化

（$p<0.05$）。图 3 显示了 VSMCs 细胞上清中 MDA、SOD、GSH 和 TAC 的比较情况。白藜芦醇干预后，经高糖刺激，VSMCs 上清中 SOD、GSH 和 TAC 的水平显著较低，而 MDA 的水平则显著较高（$p<0.01$）。

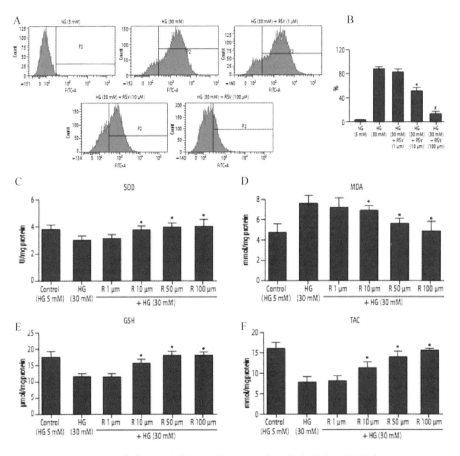

图 3　白藜芦醇对高糖诱导的 VSMC 内氧化应激水平的影响

5.3.4　白藜芦醇对细胞周期的影响

为了进一步阐明白藜芦醇对细胞增殖作用的机制，检测了白藜芦醇对细胞周期的影响。VSMCs 经不同浓度的白藜芦醇干预 24 h 后，消化制成细胞悬液，用流式细胞仪检测 G1、S 和 G2/M 期细胞的百分比。高

糖刺激后,S 期和 G2/M 的细胞增加至 32.1%±1.6% 和 7.6%±1.4%
(表 1)。经高糖刺激及 10～100 μM 浓度的白藜芦醇干预后,S 期细胞
的比例下降至 28.7%±1.4% 和 25.9%±1.7%($p<0.05$)。G2/M 期
细胞由高糖组的 7.6% 下降至 5.5%(10 μM 白藜芦醇干预组)和 3.7%
(100 μM 白藜芦醇干预组)($p<0.01$)。图 4A 显示的是流式细胞的代
表结果图。10 μM 白藜芦醇干预后,细胞 S 期明显被抑制(图 4A 和
4B)。而 G2/M 期细胞的数量也显著减少(图 4A 和 4B,$p<0.01$)。

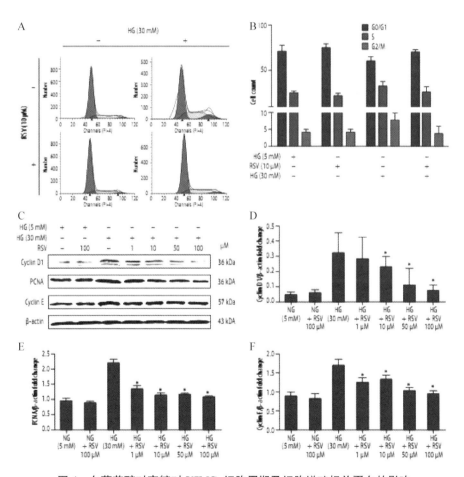

图 4　白藜芦醇对高糖对 VSMCs 细胞周期及细胞增殖相关蛋白的影响

此外,结果还显示,白藜芦醇这种对细胞周期的抑制作用是和对 Cyclins 和增殖细胞核抗原(proliferating cell nuclear antigen,PCNA)的抑制作用相关联的(图 4C—4F)。Western blot 结果显示,经白藜芦醇干预后,细胞的 Cyclin D1、PCNA 和 Cyclin E 的表达显著减少($p < 0.05$)。

表 1　流式检测 VSMCs 细胞周期

Resveratrol (μM)	Glucose (mM)	% G1 (SD)	% S(SD)	% G2/M (SD)
0	5	70.6(7.1)	25.4(2.2)	4.0(1.1)
0	30	60.3(4.8)	32.1(1.6)	7.6(1.4)
1	30	61.5(3.3)	30.8(2.1)	7.7(1.5)
10	30	65.8(6.2)	28.7(1.4)#	5.5(1.1)#
50	30	69.1(1.1)	27.8(1.3)#	4.8(1.6)#
100	30	70.4(2.3)	25.9(1.7)*	3.7(1.2)*

Values are mean (SD) of the results from 4 separate experiments, each with duplicate or triplicate cultures. # $P < 0.05$ indicates significant differences from the HG (30 mM) group; * $P < 0.01$ indicates significant differences from the HG (30 mM) group.

5.3.5　白藜芦醇对高糖刺激后细胞信号通路的影响

为了研究白藜芦醇对 PI3K/Akt 信号通路的影响,我们用免疫印迹技术检测磷酸化的 Akt 蛋白表达(图 5A)。VSMCs 加 30 mM 葡萄糖(D 型葡萄糖)处理 1 h 后,磷酸化 Akt 的表达水平显著升高。而 10 μM 白藜芦醇能抑制这种效果。

相似的是,VSMCs 经 30 mM 葡萄糖(D 型葡萄糖)处理 15、30、60 和 120 min 后,磷酸化 p38 MAPK、磷酸化 ERK 1/2 和磷酸化 JNK 1/2 蛋白水平均显著升高(图 5B—5D)。磷酸化 p38 MAPK 在高糖刺激后的第 30、60 和 120 min 升高;磷酸化 ERK 1/2 在高糖刺激后第 15、60 和

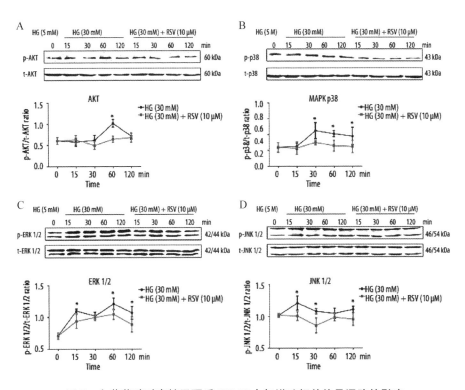

图5　白藜芦醇对高糖干预后 VSMC 内与增殖相关信号通路的影响

120 min 显著升高；而磷酸化 JNK 1/2 在高糖刺激后第 15、30 和 120 min 后明显增高。但总的 p38、ERK 和 JNK 水平未受白藜芦醇的影响。VSMCs 细胞经 100 μM 的白藜芦醇预处理 24 小时后，磷酸化 p38、磷酸化 ERK 1/2 和磷酸化 JNK 1/2 表达均有显著的下降（图5B—5D，$p < 0.05$）。

研究还检测了 NF - κB 信号通路的活性。用免疫印迹技术检测磷酸化 IκB - α 及 NF - κB 的表达（图6）。30 mM 高糖刺激后的第6 h 和 12 h，磷酸化 IκB - α 的表达显著增高，而磷酸化 NF - κB p65 亚基的活性在第 12 h 和 24 h 明显升高。用白藜芦醇干预后，上述蛋白表达升高的趋势均显著减少（图6A 和 6B）。

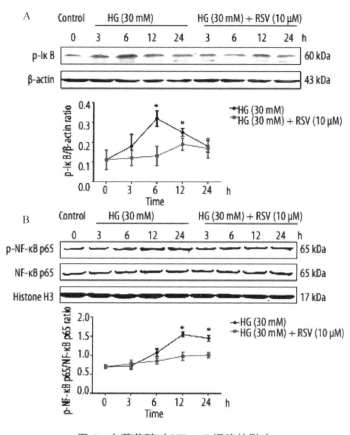

图 6 白藜芦醇对 NF‑κB 通路的影响

5.4 讨 论

本研究的主要目的是研究 SIRT1 激动剂白藜芦醇能否抑制高糖诱导 VSMCs 内 ROS 的生成及细胞的增殖，并探讨可能的机制。这也是对先前动物实验的补充[10]。

糖尿病及其血管并发症，如冠心病、脑血管疾病和外周血管疾病，已经是成为发达国家人群病死率和死亡率的主要原因[14]。VSMCs 是在血管病变中起着相当重要的作用,因为其增殖和迁徙是造成血管内膜增厚和动脉硬化的主要原因。尽管糖尿病和 VSMC 表型之间具体的关联还不清楚,但普遍认为高血糖症能直接影响 VSMC 的表型和功能,并加速血管并发症的进程[8]。因此,抑制 VSMCs 的增殖被认为可延缓动脉粥样硬化性疾病的发展。

　　白藜芦醇是一种非黄酮类多酚化合物,存在于桑葚、花生、葡萄和红酒等多种植物和食物中[15]。以往的研究认为白藜芦醇能起到限制热量的作用,能抑制与衰老相关的多种表型的发生[16,17]。一些研究也证明了白藜芦醇改善退行性疾病和延缓衰老的作用。对心血管也具有保护的效果,并能作用于信号传导、凋亡和基因表达等多个层面。

　　尽管许多离体和在体实验证实了白藜芦醇能够改善心血管功能和代谢状况[18-21]。最近的一项流行病学研究发现,在一个老年人群中白藜芦醇的水平与炎症指标、心血管疾病和癌症并无明显相关[22]。但实际上红酒中的白藜芦醇的浓度并不高,而且个体对白藜芦醇的生物利用度也不尽相同[23]。有不少临床研究也发现白藜芦醇似乎能使冠心病患者或冠心病高危人群获益[24-26]。这两种相互矛盾的结果,可能需要未来更多更详细的研究来进一步确认白藜芦醇的药理特性。

　　高糖能增加细胞内 ROS 的生成,并参与了糖尿病引起的细胞损伤。ROS 介导的氧化应激已证实能导致并加重糖尿病及其血管并发症的病程[27]。有报道提及 NADPH 氧化酶是高糖和糖基化终末产物(AGEs)诱导 ROS 生成的主要来源[28]。因为 NADPH 氧化酶长期激活可消耗细胞内的 NADPH,并能削弱细胞的抗氧化机制。NADPH 氧化酶包括膜相关低电位细胞色素 b_{558} 亚基(p23 和 gp91)和与细胞收缩相关的亚基(p47、p40、p67、Rac1 和 Rac2 等)[29]。目前,有证据显示敲除或抑制

p47 亚基能减轻糖尿病肾病的进程和糖尿病血管内皮功能的紊乱[30,31]。在本研究中,发现白藜芦醇不但能减轻高糖诱导的 VSMCs 内 ROS 的生成,而且能下调氧化酶 p47 亚基的表达。证实了白藜芦醇具有抗氧化的作用,这能够解释其为什么能用来治疗多种退行性疾病。

Frankel 等人[32]最早报道了白藜芦醇能减少人类低密度脂蛋白(LDL)的氧化。白藜芦醇的强抗氧化性得益于其特有的羟基结构[11]。有的研究也发现了白藜芦醇具有抗氧化性,能使细胞内的谷氨酰胺酶、SOD 和髓过氧化物酶(MPO)水平正常化[33-37]。

细胞内升高的 ROS 会激活下游的一些激酶,继而激活 p38、JNK 和 ERK 等使其磷酸化[38-42]。随后,活化的 MAPK 可转移到核内调控或与 NF-κB 通路发生相互反应[43],协同增强与增殖相关的基因的表达。Chan 等[44]之前报道了白藜芦醇通过 PI3K/Akt 通路和 MAPK 通路抑制细胞的迁徙。Zhang 等人[45]也证实了白藜芦醇能通过 ERK1/2/NF-κB通路减少氧化应激和血管内膜增生。尽管 Poussier 等人[46]发现了白藜芦醇能阻滞细胞在 G1 - S 期并增加凋亡,但具体的机制并未阐明。本研究证明了白藜芦醇能通过 MAPK 通路阻滞高糖诱导的 VSMCs 的增殖。

Akt 家族是一类苏氨酸和丝氨酸激酶,在细胞的生长、增殖、凋亡和肿瘤形成中起重要作用[47]。Park 等人[48]报道过白藜芦醇能通过 Akt 依赖的途径阻滞 VSMCs 的增殖。而 Schreiner 等人[49]也证实了白藜芦醇能不通过依赖活性氧的方式阻断血管紧张素 II 和表皮生长因子诱导激活的 Akt 通路。而且其它的研究还发现了 Akt 通路参与白藜芦醇调控的细胞自噬和凋亡[50,51]。

NF-κB 是一个参与调控炎症反应、细胞增殖和凋亡的重要的转录因子[52,53]。NF-κB 一旦被激活就会转移至核内激活一系列的抗凋亡基因来抵抗氧化应激压力[54]。核内的 NF - κB 还能转录激活一些炎症因子来参与炎症反应、细胞死亡和肿瘤的发生[55,56]。Yeung 等人[57]证实 SIRT1 能生理学的与 NF - κB p65 亚基相互作用并用乙酰化调控其活性。Zhang 等人[58]也报道了白藜芦醇能通过 JNK/NF - κB/NADPH 氧化酶/ROS 途径来抑制肾小球系膜细胞的增殖。在研究中,白藜芦醇能以时间依赖的方式显著降低磷酸化 Akt 和磷酸化 IκB - α 的活性。因此,我们的实验提供了白藜芦醇能通过 Akt/ NF - κB /ROS 通路来抑制高糖诱导 VSMCs 增殖的新的证据。

虽然研究观察到了白藜芦醇对细胞的多种生物学活性,但事实上白藜芦醇的真实的特性可能比我们想象的还要复杂。白藜芦醇或 SIRT1 在对高糖诱导的 VSMC 增殖发育或与其它信号通路网之间的作用仍有很多不清楚的地方。需要对 VSMCs 在高糖环境下所起的变化进行更多的研究,探讨更深入的机制。而且,本实验所采用的是D 型葡萄糖,并未关注 L 型葡萄糖对 VSMCs 增殖的影响。也许不同的渗透压的葡萄糖溶液会对细胞生长、增殖和凋亡产生不同的影响,这些都是我们实验的缺陷。

5.5　结　　论

研究发现(图 7),白藜芦醇能抑制高糖诱导的氧化应激和 VSMC 的增殖。其机制主要是白藜芦醇能减少细胞内 ROS 的生成、下调 NADPH 氧化酶亚基的磷酸化、Akt 的磷酸化、p38 MAPK/JNK/ERK 的磷酸化及下游 NF - κB 的活性。研究为白藜芦醇对 VSMCs 的保护作用提供了新的证据,使其成为临床治疗糖尿病血管并发症成为可能。

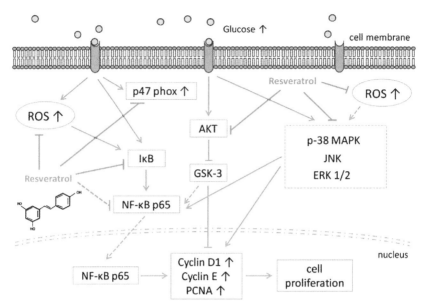

图7　研究白藜芦醇对高糖诱导的 VSMC 增殖及 ROS 生产的作用示意图

参考文献

[1]　Costa P. Z. , Soares R. Neovascularization in diabetes and its complications. Unraveling the angiogenic paradox[J]. Life Sci. , 2013, 92(22): 1037 - 45.

[2]　Woodman R. J. , Chew G. T. , Watts GF. Mechanisms, significance and treatment of vascular dysfunction in type 2 diabetes mellitus: focus on lipid-regulating therapy[J]. Drugs, 2005, 65(1): 31 - 7.

[3]　Williams S. B. , Cusco J. A. , Roddy MA et al. Impaired nitric oxide-mediated vasodilation in patients with non-insulin-dependent diabetes mellitus[J]. J Am Coll Cardiol, 1996, 27(3): 567 - 74.

[4]　Farmer D. G. , Kennedy S. RAGE, vascular tone and vascular disease[J]. Pharmacol Ther. , 2009, 124(2): 185 - 94.

[5]　Lipskaia L, Hadri L, Lopez J. J. et al. Benefit of SERCA2a gene transfer to vscular endothelial and smooth muscle cells: a new aspect in therapy of cardiovascular diseases[J]. Curr Vasc Pharmacol. , 2013, 11(4): 465 - 79.

［ 6 ］ Guo R，Su Y，Yan J et al. Fasudil improves short-term echocardiographic parameters of diastolic function in patients with type 2 diabetes with preserved left ventricular ejection fraction：a pilot study［J］. Heart Vessels，2014，doi：10. 1007/s00380 – 013 – 0458 – 3.

［ 7 ］ Galassetti P. Inflammation and oxidative stress in obesity，metabolic syndrome，and diabetes［J］. Exp Diabetes Res.，2012，2012：943706.

［ 8 ］ Porter KE，Riches K. The vascular smooth muscle cell：a therapeutic target in Type 2 diabetes［J］. ClinSci (Lond)，2013，125(4)：167 – 82.

［ 9 ］ Chung J. H.，Manganiello V，Dyck J. R. Resveratrol as a calorie restriction mimetic：therapeutic implications［J］. Trends Cell Biol.，2012，22(10)：546 – 54.

［10］ Guo R，Liu B，Wang K et al. Resveratrol ameliorates diabetic vascular inflammation and macrophage infiltration in db/db mice by inhibiting the NF – κB pathway［J］. Diab Vasc Dis Res.，2014，11(2)：92 – 102.

［11］ Delmas D，Jannin B，Latruffe N. Resveratrol：preventing properties against vascular alterations and ageing［J］. Mol Nutr Food Res.，2005，49(5)：377 – 95.

［12］ Scott-Burden T，Resink T. J.，Baur U et al. Epidermal growth factor responsiveness in smooth muscle cells from hypertensive and normotensive rats［J］. Hypertension，1989，13(4)：295 – 304.

［13］ Wang L，Zhu L. H.，Jiang H et al. Grape seed proanthocyanidins attenuate vascular smooth muscle cell proliferation via blocking phosphatidylinositol 3-kinase-dependent signaling pathways［J］. J Cell Physiol，2010，223(3)：713 – 26.

［14］ Desilles J. P.，Meseguer E，Labreuche J et al. Diabetes mellitus，admission glucose，and outcomes after stroke thrombolysis：a registry and systematic review［J］. Stroke，2013，44(7)：1915 – 23.

［15］ de la Lastra C. A.，Villegas I. Resveratrol as an anti-inflammatory and anti-aging agent: mechanisms and clinical implications[J]. Mol Nutr Food Res.，2005，49(5)：405-30.

[16] Burzynski S. R. Aging: gene silencing or gene activation? [J] Med Hypotheses，2005，64(1)：201-8.

[17] Wood J. G.，Rogina B，Lavu S et al. Sirtuin activators mimic caloric restriction and delay ageing in metazoans[J]. Nature，2004，430(7000)：686-9.

[18] Tomayko E. J.，Cachia A. J.，Chung H. R. et al. Resveratrol supplementation reduces aortic atherosclerosis and calcification and attenuates loss of aerobic capacity in a mouse model of uremia[J]. J Med Food，2014，17(2)：278-83.

[19] Zheng X，Zhu S，Chang S et al. Protective effects of chronic resveratrol treatment on vascular inflammatory injury in steptozotocin-induced type 2 diabetic rats: role of NF-kappa B signaling[J]. Eur J Pharmacol.，2013，720(1-3)：147-57.

[20] Sabe A. A，Elmadhun N. Y.，Dalal R. S. et al. Resveratrol regulates autophagy signaling in chronically ischemic myocardium [J]. J Thorac Cardiovasc Surg.，2014，147(2)：792-8；Discussion 798-9.

[21] Carrizzo A，Puca A，Damato A et al. Resveratrol improves vascular function in patients with hypertension and dyslipidemia by modulating NO metabolism [J]. Hypertension，2013，62(2)：359-66.

[22] Semba RD，Ferrucci L，Bartali B et al. Resveratrol Levels and All-Cause Mortality in Older Community-Dwelling Adults[J]. JAMA Intern Med.，2014，doi：10.1001/jamainternmed.2014.1582.

[23] Vitaglione P，Sforza S，Galaverna G et al. Bioavailability of trans-resveratrol from red wine in humans[J]. Mol Nutr Food Res.，2005，49(5)：495-504.

[24] Tomé-Carneiro J，Gonzálvez M，Larrosa M et al. Grape resveratrol increases serum adiponectin and downregulates inflammatory genes in peripheral blood

mononuclear cells: a triple-blind, placebo-controlled, one-year clinical trial in patients with stable coronary artery disease[J]. Cardiovasc Drugs Ther. , 2013, 27(1): 37 – 48.

[25]　Bo S, Ciccone G, Castiglione A et al. Anti-inflammatory and antioxidant effects of resveratrol in healthy smokers a randomized, double-blind, placebo-controlled, cross-over trial[J]. Curr Med Chem. , 2013, 20(10): 1323 – 31.

[26]　Tomé-Carneiro J, Gonzálvez M, Larrosa M et al. Consumption of a grape extract supplement containing resveratrol decreases oxidized LDL and ApoB in patients undergoing primary prevention of cardiovascular disease: a triple-blind, 6-month follow-up, placebo-controlled, randomized trial [J]. Mol Nutr Food Res. , 2012, 56(5): 810 – 21.

[27]　Ha H, Lee H. B. Reactive oxygen species and matrix remodeling in diabetic kidney[J]. J Am Soc Nephrol. , 2003, 14(8 Suppl 3): S246 – 9.

[28]　Gao L, Mann G. E. Vascular NAD(P)H oxidase activation in diabetes: a double-edged sword in redox signalling[J]. Cardiovasc Res. , 2009, 82(1): 9 – 20.

[29]　Babior B. M. NADPH oxidase. an update[J]. Blood, 1999, 93(5): 1464 – 76.

[30]　Youn J. Y. , Gao L, Cai H. The p47phox- and NADPH oxidase organiser 1 (NOXO1)-dependent activation of NADPH oxidase 1 (NOX1) mediates endothelial nitric oxide synthase (eNOS) uncoupling and endothelial dysfunction in a streptozotocin-induced murine model of diabetes [J]. Diabetologia, 2012, 55(7): 2069 – 79.

[31]　Liu G. C. , Fang F, Zhou J et al. Deletion of p47phox attenuates the progression of diabetic nephropathy and reduces the severity of diabetes in the Akita mouse[J]. Diabetologia, 2012, 55(9): 2522 – 32.

[32]　Frankel E. N. , Waterhouse A. L. , Kinsella J. E. Inhibition of human LDL oxidation by resveratrol[J]. Lancet, 1993, 341(8852): 1103 – 4.

[33] Yen G. C., Duh P. D., Lin C. W. Effects of resveratrol and 4-hexylresorcinol on hydrogen peroxide-induced oxidative DNA damage in human lymphocytes[J]. Free Radic Res. , 2003, 37(5): 509 - 14.

[34] Shigematsu S, Ishida S, Hara M et al. Resveratrol, a red wine constituent polyphenol, prevents superoxide-dependent inflammatory responses induced by ischemia/reperfusion, platelet-activating factor, or oxidants[J]. Free Radic Biol Med. , 2003, 34(7): 810 - 7.

[35] Li Y, Cao Z, Zhu H. Upregulation of endogenous antioxidants and phase 2 enzymes by the red wine polyphenol, resveratrol in cultured aortic smooth muscle cells leads to cytoprotection against oxidative and electrophilic stress [J]. Pharmacol Res. , 2006, 53(1): 6 - 15.

[36] Spanier G, Xu H, Xia N et al. Resveratrol reduces endothelial oxidative stress by modulating the gene expression of superoxide dismutase 1 (SOD1), glutathione peroxidase 1 (GPx1) and NADPH oxidase subunit (Nox4)[J]. J Physiol Pharmacol. , 2009, 60 Suppl 4: 111 - 6.

[37] Rahangdale S, Yeh S. Y. , Malhotra A, Veves A. Therapeutic interventions and oxidative stress in diabetes[J]. Front Biosci. , 2009, 14: 192 - 209.

[38] Wu H, Ichikawa S, Tani C et al. Docosahexaenoic acid induces ERK1/2 activation and neuritogenesis via intracellular reactive oxygen species production in human neuroblastoma SH - SY5Y cells[J]. Biochim Biophys Acta, 2009, 1791(1): 8 - 16.

[39] Bhagatte Y, Lodwick D, Storey N. Mitochondrial ROS production and subsequent ERK phosphorylation are necessary for temperature preconditioning of isolated ventricular myocytes[J]. Cell Death Dis. , 2012, 3: e345.

[40] Xiao L, Pimentel D. R. , Wang J et al. Role of reactive oxygen species and NAD(P)H oxidase in alpha(1)-adrenoceptor signaling in adult rat cardiac myocytes[J]. Am J Physiol Cell Physiol. , 2002, 282(4): C926 - 34.

［41］ de Bernardo S，Canals S，Casarejos MJ et al. Role of extracellular signal-regulated protein kinase in neuronal cell death induced by glutathione depletion in neuron/glia mesencephalic cultures［J］. J Neurochem. ，2004，91(3)：667 - 82.

［42］ Kim E. K. ，Choi E. J. Pathological roles of MAPK signaling pathways in human diseases［J］. Biochim Biophys Acta，2010；1802(4)：396 - 405.

［43］ Papa S，Bubici C，Zazzeroni F et al. Mechanisms of liver disease：cross-talk between the NF - kappaB and JNK pathways［J］. Biol Chem. ，2009，390(10)：965 - 76.

［44］ Chan C. M. ，Chang H. H. ，Wang VC et al. Inhibitory effects of resveratrol on PDGF - BB - induced retinal pigment epithelial cell migration via PDGFRβ，PI3K/Akt and MAPK pathways［J］. PLoS One，2013，8(2)：e56819.

［45］ Zhang J，Chen J，Yang J et al. Resveratrol attenuates oxidative stress induced by balloon injury in the rat carotid artery through actions on the ERK1/2 and NF - kappa B pathway［J］. Cell Physiol Biochem. ，2013，31(2 - 3)：230 - 41.

［46］ Poussier B，Cordova A. C. ，Becquemin J. P. et al. Resveratrol inhibits vascular smooth muscle cell proliferation and induces apoptosis［J］. J Vasc Surg. ，2005，42(6)：1190 - 7.

［47］ Altomare D. A. ，Khaled A. R. Homeostasis and the importance for a balance between AKT/mTOR activity and intracellular signaling［J］. Curr Med Chem. ，2012，19(22)：3748 - 62.

［48］ Park E. S. ，Lim Y，Hong J. T. et al. Pterostilbene，a natural dimethylated analog of resveratrol，inhibits rat aortic vascular smooth muscle cell proliferation by blocking Akt-dependent pathway［J］. Vascul Pharmacol. ，2010，53(1 - 2)：61 - 7.

［49］ Schreiner C. E. ，Kumerz M，Gesslbauer J et al. Resveratrol blocks Akt activation in angiotensin II- or EGF-stimulated vascular smooth muscle cells in a redox-independent manner[J]. Cardiovasc Res. , 2011, 90(1): 140 - 7.

[50] Alayev A, Sun Y, Snyder RB et al. Resveratrol prevents rapamycin-induced upregulation of autophagy and selectively induces apoptosis in TSC2-deficient cells[J]. Cell Cycle, 2014, 13(3): 371 - 82.

[51] Bai T, Dong D. S. , Pei L. Resveratrol mitigates isoflurane-induced neuroapoptosis by inhibiting the activation of the Akt-regulated mitochondrial apoptotic signaling pathway[J]. Int J Mol Med. , 2013, 32(4): 819 - 26.

[52] Pechanova O, Simko F. The role of nuclear factor kappa B and nitric oxide interaction in heart remodelling[J]. J Hypertens, 2010, Suppl 1: S39 - 44.

[53] Queisser N, Schupp N. Aldosterone, oxidative stress, and NF - κB activation in hypertension-related cardiovascular and renal diseases[J]. Free Radic Biol Med. , 2012, 53(2): 314 - 27.

[54] Chong Z. Z. , Li F, Maiese K. The pro-survival pathways of mTOR and protein kinase B target glycogen synthase kinase-3beta and nuclear factor-kappaB to foster endogenous microglial cell protection[J]. Int J Mol Med. , 2007, 19(2): 263 - 72.

[55] Kaushal V, Schlichter L. C. Mechanisms of microglia-mediated neurotoxicity in a new model of the stroke penumbra[J]. J Neurosci. , 2008, 28(9): 2221 - 30.

[56] Maiese K, Chong Z. Z. , Hou J et al. Erythropoietin and oxidative stress [J]. Curr Neurovasc Res. , 2008, 5(2): 125 - 42.

[57] Yeung F, Hoberg J. E. , Ramsey C. S. et al. Modulation of NF - kappaB-dependent transcription and cell survival by the SIRT1 deacetylase[J]. EMBO J, 2004, 23(12): 2369 - 80.

[58] Zhang L, Pang S, Deng B et al. High glucose induces renal mesangial cell proliferation and fibronectin expression through JNK/NF - κB/NADPH oxidase/ROS pathway, which is inhibited by resveratrol[J]. Int J Biochem Cell Biol. , 2012, 44(4): 629 - 38.

第6章

白藜芦醇可能通过减少细胞内活性氧簇(ROS)的生成、下调 LOX‒1 和 p38 MAPK 的途径来抑制氧化低密度脂蛋白诱导的巨噬细胞凋亡

6.1 前　言

动脉粥样硬化是心血管疾病的一种常见病因,严重危害着当前人类的健康。尽管现在针对动脉粥样硬化的药物治疗和介入治疗发展很快,但仍存在着诸多问题[1],动脉粥样硬化仍是发达国家人口死亡的主要原因之一[2,3]。

从动脉粥样硬化的病理生理学角度来看,巨噬细胞和氧化低密度脂蛋白(oxidised low-density lipoproteins, ox‒LDLs)对细胞内脂质蓄积和泡沫细胞的形成起着重要作用[4]。泡沫细胞凋亡后参与并加重了动脉粥样斑块的形成。此外、巨噬细胞还在斑块的生物学方面起着多重作用,如斑块破裂、血液凝集和纤维帽的形成及细胞间质内酶的激活等等。在动脉粥样硬化的进程中,巨噬细胞还和血管内皮细胞、中膜的平滑肌细胞和其它免疫细胞相互作用[5]。因此,抑制巨噬细胞凋亡可作为动脉

粥样硬化治疗的新策略和作用靶点[6]。

当前的研究认为,SIRT1 分子与代谢密切相关,同时认为参与调控了动脉粥样硬化的进展[7-9]。Stein 等人研究认为,部分敲除 SIRT1 之后可以下调血凝素样清道夫受体、氧化低密度脂蛋白受体 1(ox - LDL receptor 1,LOX - 1),从而使泡沫细胞形成减少、减缓动脉粥样硬化的发展[10]。白藜芦醇是一种天然多酚化合物,也是 SIRT1 的强激动剂。在过去多年成为研究热点,并显示出对衰老和代谢的有益处[11]。有报道称白藜芦醇能刺激内皮细胞生成一氧化氮、减轻氧化应激、抑制炎症反应、减少血小板的聚集[12]。尽管关于白藜芦醇对心血管疾病治疗和预防作用的研究很多,但很少有研究关注白藜芦醇对巨噬细胞凋亡的影响及其机制。在本研究中,提出一个假设:白藜芦醇能减轻 ox - LDL 诱导的巨噬细胞的凋亡,并尝试探索其中的分子机制。

6.2　材料和方法

6.2.1　材料和试剂

实验中所用的细胞系 RAW264.7 购买于上海中国科学院细胞库。除非特别说明,否则本研究中所用的化学试剂和药品均购于美国西格玛奥德里奇有限公司(Sigma Chemical Co.,St. Louis,USA)。

6.2.2　细胞培养

实验中所用的细胞系 RAW264.7 培养于含 1% 双抗和 10% 胎牛血清(Gibco,Life Technologies,Carlsbad,CA,USA)的高糖 DMEM 培养液(Gibco,Life Technologies)中,贴壁生长。细胞在 37℃ 含有 5% 二氧化碳培养箱内储存,实验中每隔 2~3 天换一次培养液。白藜芦醇溶解在二甲基亚砜(dimethylsulphoxide，DMSO)，储存浓度为 10^4 M，−20℃保存。用细胞培养基做进一步稀释，对照组细胞内添加 DMSO (终浓度不超过 0.125%)。

6.2.3　脂蛋白的制备

根据文献报道[13]，低密度脂蛋白(LDL)用超速离心法分离自正常健康人的血浆，用 PBD 稀释到 1 mg/mL，随后过滤 3 次以去除残余了EDTA。Ox - LDL 通过 LDL 与新鲜准备的 0.5 μM $CuSO_4$ 在 37℃共同孵育 20 h。Ox - LDL 的氧化程度用琼脂糖凝胶和升高的硫代巴比妥酸反应物鉴定[14]。用 BCA 法测定蛋白浓度。最终的 ox - LDL 经鉴定不含有内毒素。

6.2.4　细胞活性测定

RAW264.7 的细胞活性用 CCK - 8 试剂盒测定，根据说明书操作 (Beyotime Institute of Biotechnology，Jiangsu，China)。100 μL 的细胞悬液以 $1 \times 10^4 \sim 2 \times 10^4$ 个/mL 的密度铺在 96 孔板中，随后添加白藜芦醇孵育 24 h。随后每孔细胞加不同浓度的 ox - LDL 处理 24 h。每孔再加 10 μL 的 CCK - 8 试剂孵育 2 h，在 450 nm 测吸光度。

6.2.5　细胞凋亡的测定

细胞凋亡的检测使用 Annexin V 凋亡检测试剂盒(Roche，Indianapolis，IN，USA)。巨噬细胞(1×10^5/孔)先用不同浓度的白藜芦醇预处理 24 h，随后与 150 mg/L 的 ox - LDL 共同孵育 48 h。最后收集细胞并用结合缓冲液重悬，用流式细胞仪(Beckman Coulter，Fullerton，CA，USA)分析 10 000 个细胞，每批样本重复测定 3 次。

6.2.6 蛋白提取、定量和 Western Blot 分析

细胞总蛋白和线粒体蛋白采用 Western blot 技术分析。细胞线粒体蛋白使用线粒体膜蛋白提取试剂盒（Invent Biotechnologies Inc.，MN，USA）。蛋白浓度定量使用 BCA 蛋白定量试剂盒（Pierce Chemical Company，Rockford，USA）。蛋白电泳采用 8% 或 10%SDS 聚丙烯酰胺凝胶，每孔蛋白的上样量为 40～50 μg。电泳完毕后，转膜至 PVDF 膜，随后用 5% 的脱脂牛奶封闭（磷酸化蛋白使用 5%BSA 封闭）1 h，孵育一抗后 4℃ 过夜。第二天用 TBST 润洗 3 次后，室温下孵育二抗 1 h，再次用 TBST 润洗后，曝光、去背景、剪裁后分析。

6.2.7 JC-1 荧光染色及线粒体膜电位的检测

RAW264.7 巨噬细胞的线粒体膜电位用 JC-1（Beyotime Institute of Biotechnology，Jiangsu，China）染色后，置于荧光显微镜（Leica Microsystems，Wetzlar，Germany）下观察。线粒体膜电位的变化主要是根据 JC-1 单体和多聚体不同荧光的比值反映。当 JC-1 以红色为主（多聚体形式）说明线粒体膜电位正常，JC-1 单体形式则发绿光提示线粒体膜电位降低，有早期凋亡发生。具体荧光数值则有多功能酶标仪（Tecan，Männedorf，Switzerland）检测，并计算 JC-1 荧光比值。JC-1 单体的激发波长和发射波长分别为 514 nm 和 529 nm，JC-1 多聚体的激发波长和发射波长分别为 585 nm 和 590 nm。

6.2.8 细胞内活性氧簇（ROS）的测定

我们用 2,7-双氯荧光黄双乙酸盐（2′,7′- dichlorofluorescein diacetate，DCFH-DA）荧光探针（Beyotime Institute of Biotechnology，Jiangsu，China）来检测细胞内 ROS 的水平。将 RAW264.7 以 1×

$10^5 \sim 2 \times 10^5$ 个/孔的密度接种在 24 孔板内。在 24 h 同步化以后,再用白藜芦醇干预(或不干预)细胞 24 h,每孔细胞加 ox - LDL 处理 120 min。接着每孔再加 10 μM 的 DCFH - DA,避光 37℃ 孵育 20 min。随后用 PBS 润洗、胰酶消化、重悬。随后将细胞立即置于荧光显微镜 (Leica DMI6000,Leica, Germany)下观察和流式细胞仪(EPICS - XL, Beckman Coulter,Fullerton,USA)上分析。检测 ROS 时激发波长和发射波长分别为 514 nm 和 529 nm。

6.2.9　统计分析

所有数据均采用 SPSS 16.0 记录分析。每组数据均检测是否为正态分布,以均数±标准差的形式显示。组间比较采用单因素方差分析,非参数检验使用 Mann-Whitney U 检验。P 值小于 0.05 考虑有统计学意义。

6.3　结　　果

6.3.1　白藜芦醇对细胞活性的影响

测定 ox - LDL 对 RAW264.7 细胞活性的影响,以及白藜芦醇对细胞的保护作用。如图 1A 所示,1 μM、10 μM 和 100 μM 的白藜芦醇对 RAW264.7 细胞活性无影响。但当白藜芦醇的浓度上升至 200 μM ($p<0.05$)和 500 μM($p<0.01$)时,细胞的活性明显受抑制。

接下来,研究了白藜芦醇对 RAW264.7 细胞的保护作用是否呈剂量依赖性。如图 1B 所示,细胞接触 150 mg/L 的 ox - LDL 48 h 后,与对照组相比细胞活性显著下降(对照组细胞活性 100%,ox - LDL 干预组 61.0±3.1%)。而白藜芦醇的处理能降低 ox - LDL 对细胞的毒性作

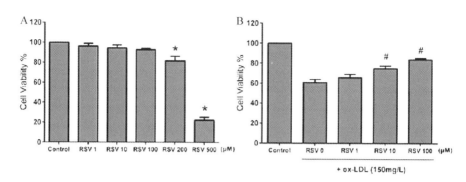

图 1　白藜芦醇及 ox‐LDL 对 RAW264.7 细胞活性的影响

用,对细胞的保护作用呈浓度依赖的趋势(图 1B)。

6.3.2　ox‐LDL 诱导巨噬细胞凋亡和泡沫细胞的形成

我们研究了 ox‐LDL 对 RAW264.7 细胞凋亡和泡沫细胞形成的影响。RAW264.7 细胞接受 50～200 mg/L 的 ox‐LDL 的处理48 h,或 150 mg/L 的 ox‐LDL 处理 12、24、48 及 72 h,检测不同剂量和不同时间层面细胞的凋亡情况。如图 2A 和 2B 所示,RAW264.7 细胞对 ox‐LDL 诱导的凋亡呈时间和剂量依赖性。并且,RAW264.7 细胞接触 150 mg/L 的 ox‐LDL 后 24 h 和 48 h,泡沫细胞显著生成(图 2C)。

6.3.3　白藜芦醇能抑制 ox‐LDL 诱导巨噬细胞的凋亡

为了进一步研究白藜芦醇对 ox‐LDL 诱导巨噬细胞凋亡的抑制作用,用 Annexin V/ PI 对巨噬细胞进行了双染色后上流式细胞仪检测。图 3A 和 3B 为流式结果的代表图。这些结果显示,与正常对照组相比,ox‐LDL 诱导的早期凋亡和晚期凋亡的比例分别由 $0.8 \pm 0.3\%$ 和 $2.2 \pm 1.2\%$ 上升至 $1.4 \pm 0.2\%$ 和 $72.5 \pm 2.5\%$($p < 0.01$)。白藜芦醇能以浓度依赖方式显著抑制细胞凋亡(图 3A 和 3B,$p < 0.05$)。

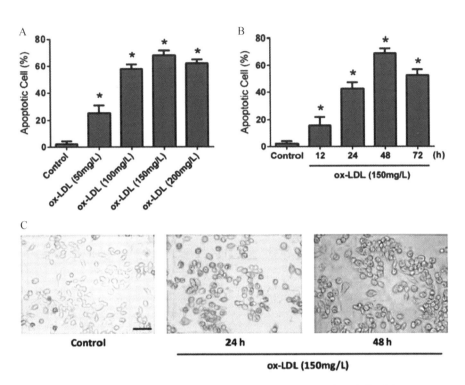

图 2　不同浓度 ox‐LDL 对巨噬细胞凋亡及泡沫细胞形成的影响

6.3.4　白藜芦醇对凋亡相关 Bcl‐2 和 Bax 蛋白的影响

细胞的生存在一定程度上取决于 Bcl‐2(抗凋亡)和 Bax(促凋亡)的比例。在本研究中,用免疫蛋白印迹技术检测该两种蛋白的表达。RAW264.7 细胞用 150 mg/L 的 ox‐LDL 处理 48 h 后,Bcl‐2 的含量显著减少(图 4A 和 4B,$p < 0.05$)。而 Bax 的表达却显著增加(图 4A 和 4C,$p < 0.05$),故 Bcl‐2/Bax 比值也下降(图 4D,$p < 0.05$)。相反的是,巨噬细胞经不同浓度的白藜芦醇的干预后,Bcl‐2 的表达显著上升、Bax 的含量显著下降,而 Bcl‐2/Bax 比值也明显减低(图 4A—4C,$p < 0.05$)。

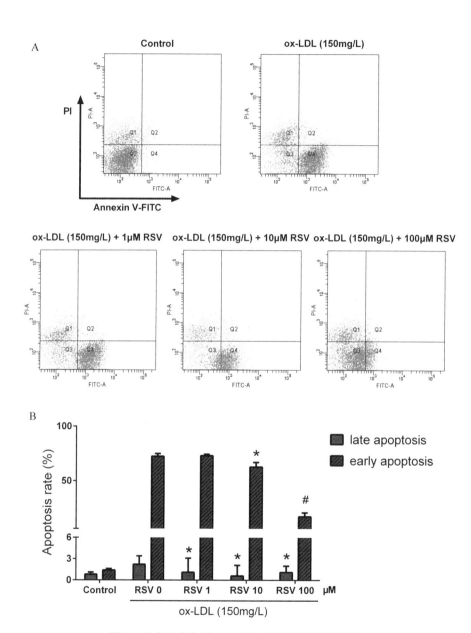

图3 流式细胞检测 ox‐LDL 诱导的巨噬细胞凋亡

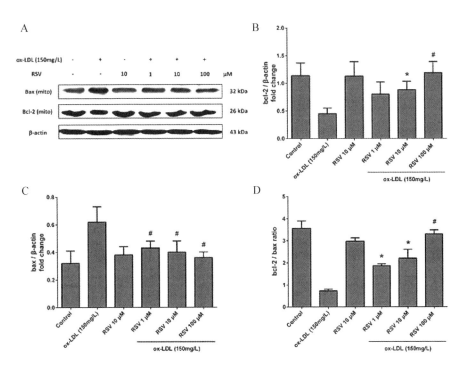

图 4　白藜芦醇对 ox‐LDL 诱导的凋亡相关蛋白的表达的影响

6.3.5　白藜芦醇对 ox‐LDL 诱导的 Caspase‐3 活化的影响

用免疫蛋白印迹技术检测了 ox‐LDL 诱导的细胞 Caspase‐3 的活化。如图 5A—5C 所示,给予 RAW264.7 巨噬细胞 150 mg/L 的 ox‐LDL处理 48 h 后,活化的 Caspase‐3(caspase‐3 cleavage)水平和剪切的 Caspase‐3/总 Caspase‐3 比值升高。而巨噬细胞经 1~100 μM 白藜芦醇预处理后,Caspase‐3 活化能显著降低(图 5A 和 5B, $p < 0.05$)。

6.3.6　白藜芦醇纠正 ox‐LDL 诱导的细胞线粒体膜电位的缺失

用 JC‐1 荧光探针对 RAW264.7 细胞染色,在荧光显微镜下观察

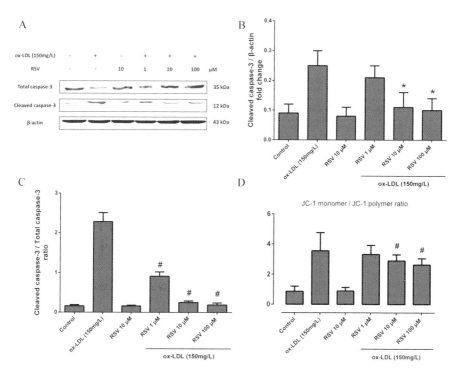

图 5　白藜芦醇对 Caspase‑3 及线粒体膜电位的影响

线粒体电位的变化情况。当巨噬细胞给予 ox‑LDL 干预后，细胞线粒体电位明显降低。如图 5D 所示，经 1—100 μM 白藜芦醇干预后，线粒体膜电位绿/红荧光信号比值（green/red fluorescence ratio）较对照组显著改善（图 5D，$p < 0.01$）。

6.3.7　白藜芦醇对细胞 ROS 的形成的影响

RAW264.7 经 ox‑LDL 和白藜芦醇干预（或不干预）后，用 DCFH‑DA 探针染色后用流式细胞仪检测。图 6A—6E 为流式细胞分析图，具体数据的比较显示在图 6F。结果提示，经 ox‑LDL 刺激 2 h 后 RAW264.7 细胞内产生大量的 ROS（图 6B 和 6F）。白藜芦醇能显著减少 ROS 的生成并呈现浓度依赖性（图 6C—6F，$p < 0.05$）。

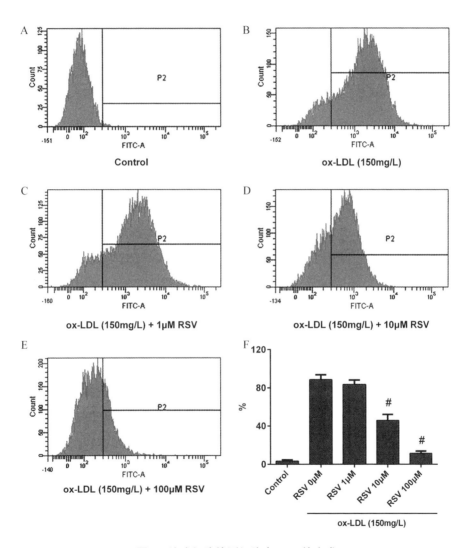

图 6　流式细胞检测细胞内 ROS 的生成

6.3.8 白藜芦醇下调 ox‑LDL 诱导的 LOX‑1 的表达和 p38 MAPK 的磷酸化

在本实验中,我们尝试探讨一些白藜芦醇对 ox‑LDL 诱导细胞凋亡的机制,并用免疫蛋白印迹技术检测了相关的蛋白表达。我们发现,RAW264.7 细胞经 150 mg/L 的 ox‑LDL 处理后,与对照组相比 LOX‑1 的表达显著升高(图 7A 和 7B)。100 μM 的白藜芦醇能抑制 ox‑LDL 干预后第 6、24 和 48 h LOX‑1 的表达(图 7B,$p < 0.05$)。

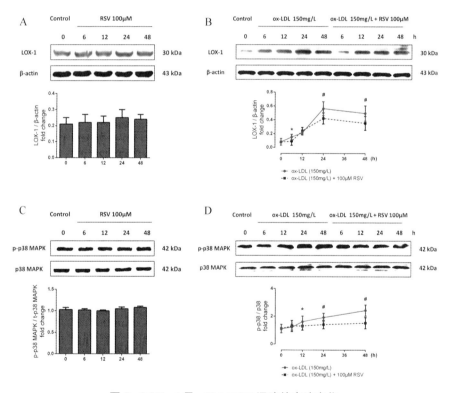

图 7　LOX‑1 及 p38 MAPK 通路的表达变化

如图 7C 和 7D 所示,ox‑LDL 和白藜芦醇对总的 p38 MAPK 表达无明显影响,但 ox‑LDL 能显著增加磷酸化的 p38 MAPK 水平。

100 μM的白藜芦醇能抑制 ox‐LDL 干预后第 12、24 和 48 h p38 MAPK 磷酸化水平(图 7D，$p<0.05$)。

6.4　讨　论

本研究主要目的是研究一种在红酒和葡萄中富含的多酚化合物——白藜芦醇，对 ox‐LDL 诱导巨噬细胞凋亡的保护作用，并探索可能存在的机制，也是对先前研究的一点补充[15]。

研究认为，LDL 能被氧化修饰或被其它的酶修饰(如磷脂酶)[16]。LDL 一旦出现在组织中(如动脉内膜)，可以和基质中的蛋白多糖结合，特别是在被修饰之后。根据早先的假说，LDL 的这种结合被认为是动脉粥样硬化的早期事件[17]。事实上，在人类和动物上的研究也揭示了血浆中升高的脂蛋白水平是动脉粥样硬化的高风险因素，而且脂蛋白对动脉管壁中蛋白多糖的结合也有很强的动脉粥样硬化的致病性[18]。

原始的 LDL(native LDLs)与巨噬细胞上清道夫受体结合只占泡沫细胞来源的很小一部分[19]。然而 LDL 氧化之后可大幅增加巨噬细胞表面清道夫受体的表达，诸如清道夫受体 A、CD36 和 LOX‐1 等[20]。血管内膜间的氧自由基和过剩的 ox‐LDL 颗粒能够损伤并杀死泡沫细胞，导致粥样斑块坏死脂质核心的形成，这也是斑块形成的关键步骤[21]。因此，对巨噬细胞凋亡及其机制的研究能为今后治疗和预防动脉粥样硬化提供更多的依据[22]。

白藜芦醇因其能对抗衰老及治疗相关疾病吸引了广泛的科学研究和公众关注[23-25]。白藜芦醇的益处可能得自于其抗氧化的特性[26]。据多数研究称，白藜芦醇具有抗血小板、抗肿瘤和延长寿命的功效[27-30]。已有报道称SIRT1 能调节巨噬细胞的炎症反应和胆固醇的代谢[31]。在本研究中,我们发现 SIRT1 的激动剂白藜芦醇能显著抑制泡沫细胞的形成及 ox-LDL 诱导的巨噬细胞凋亡(图 2 和图 3)。在已报道的动物实验中,白藜芦醇具有减轻代谢紊乱[32,33]、改善糖尿病动物高血糖的功效[34]。

氧化应激是一个已知心血管疾病的危险因素,并能激活类似凋亡的许多细胞事件发生。近年来,越来越多的证据显示氧化应激能通过依赖线粒体途径和不依赖线粒体途径导致细胞凋亡[35]。不依赖线粒体的凋亡途径包括死亡受体和 Fas 介导的 Caspase-8 的激活,而 Caspase-9 的活化是依赖线粒体凋亡途径的中心环节[36]。Caspase-3 是所有途径的共同通路,并最终导致 DNA 的降解和细胞形态的改变。氧化应激还能诱导细胞色素 C 从线粒体的释放、Caspase 酶和 p53 的激活及一系列激酶的活化[37-40]。这种对线粒体功能的调控是研究凋亡和氧自由基的关键,因为这个细胞器在凋亡的形成和减少方面至关重要。

尽管清道夫受体 LOX-1 在正常情况下只有很少量的表达,但在动脉粥样硬化发展的过程中,一些炎症因子和氧自由基能上调其表达[41]。而 ox-LDL 能诱导和产生多种病理学效应,比如内皮细胞功能紊乱、平滑肌细胞的增殖和迁徙、单核细胞转变为巨噬细胞及血小板的凝集等[42]。基于上述的理论,我们的结果发现 ox-LDL 能上调 RAW264.7 细胞 LOX-1 的表达,而且是随时间而变化的。

先前已有报道称 ox-LDL 上调的 LOX-1 并激活 MAPK 通路[43]。因此,推断白藜芦醇能下调 LOX-1 的表达也能减轻 MAPK 的活化。研究结果也显示出白藜芦醇能减少 ox-LDL 诱导的 LOX-1 上调。这一结果也提示了白藜芦醇不仅能抑制 ox-LDL 诱导的 LOX-1 的表达增多,还能阻滞 MAPK 的激活。p38 MAPK 信号通路在细胞对外界信号的反应中起着重要作用[44]。p38 MAPK 家族有 4 个成员,p38α 在细胞内广泛表达,p38β 表达普遍较低。尽管 p38β 表达水平低,但涵盖了

p38α 大部分的功能,而 p38γ 和 p38δ 的功能则限制更多[45]。最近的研究认为,抑制 p38 MAPK 的磷酸化能解释某些化合物或蛋白质的抗凋亡特性[46-48]。本研究也发现,白藜芦醇与 ox‑LDL 诱导巨噬细胞凋亡中的 p38 MAPK 活化之间有联系。

Deby-Dupont 等人[49]报道了白藜芦醇能抑制 THP‑1 巨噬细胞内增加的氧化酶的活性。Voloshyna 等人[50]也发现了白藜芦醇能调节细胞的胆固醇转运蛋白,促进 apoA 和高密度脂蛋白(HDL)介导的胆固醇的流出,下调 ox‑LDL 的摄入并减少泡沫细胞的形成。这些报道均支持我们实验的结果,即白藜芦醇能抑制巨噬细胞的凋亡。

但即使证实了白藜芦醇有对巨噬细胞的抗凋亡作用,但机制可能比想象的更加复杂。例如,白藜芦醇能抑制人肿瘤细胞株的增殖并促进其凋亡[51,52]。而且并没有研究白藜芦醇或 SIRT1 对巨噬细胞生长和增殖的影响。更甚的是,对 ox‑LDL 诱导巨噬细胞凋亡的具体机制仍研究太少,SIRT1 或白藜芦醇是如何介导这一抗凋亡作用的,仍未完全阐明。

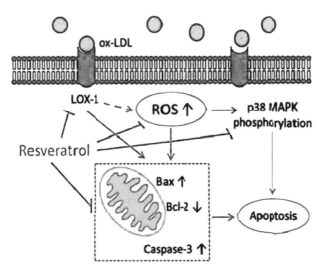

图 8　白藜芦醇及 ox‑LDL 诱导的巨噬细胞凋亡的作用示意图

6.5 结　论

总之,研究发现了白藜芦醇能减轻 ox－LDL 诱导巨噬细胞的凋亡损伤,这一作用是其通过减少细胞内 ROS 产生、下调 LOX－1 和 p38 MAPK 表达来实现的。因此,这个实验为白藜芦醇在抗动脉粥样硬化中的应用提供新的证据。

参考文献

［1］ Hiesinger W，Cohen J. E.，Atluri P. Therapeutic potential of Rb phosphorylation in atherosclerosis[J]. Cell Cycle，DOI：10. 4161/cc. 27551.

［2］ Ghattas A，Griffiths H. R.，Devitt A，Lip GY，Shantsila E. Monocytes in coronary artery disease and atherosclerosis：where are we now? [J] J Am Coll Cardiol，2013，62：1541－1551.

［3］ Guo R，Li Y，Xu Y，Tang K，Li W. Significance of fragmented QRS complexes for identifying culprit lesions in patients with non－ST－elevation myocardial infarction：a single-center，retrospective analysis of 183 cases [J]. BMC Cardiovasc Disord，2012，12：44.

［4］ Moore K. J.，Sheedy F. J.，Fisher E. A. Macrophages in atherosclerosis：a dynamic balance[J]. Nat Rev Immunol，2013，13：709－721.

［5］ Maiolino G，Rossitto G，Caielli P，Bisogni V，Rossi G. P.，Calò L. A. The Role of Oxidized Low-Density Lipoproteins in Atherosclerosis：The Myths and the Facts[J]. Mediators Inflamm，DOI：10. 1155/2013/714653.

［6］ Imanishi T，Akasaka T. Novel strategies to target inflammatory processes in atherosclerosis[J]. Curr Pharm Des.，2013，19：1616－1625.

［7］ Zeng H. T.，Fu Y. C.，Yu W，Lin J. M.，Zhou L，Liu L，Wang W.

SIRT1 prevents atherosclerosis via liver – X – receptor and NF – κB signaling in a U937 cell model[J]. Mol Med Rep. , 2013，8：23 – 28.

[8]　Winnik S，Stein S，Matter C. M. , SIRT1 — an anti-inflammatory pathway at the crossroads between metabolic disease and atherosclerosis[J]. Curr Vasc Pharmacol. , 2012，10：693 – 696.

[9]　Ota H，Eto M，Ogawa S，Iijima K，Akishita M，Ouchi Y. SIRT1/eNOS axis as a potential target against vascular senescence，dysfunction and atherosclerosis[J]. J Atheroscler Thromb. , 2010，17：431 – 435.

[10]　Stein S，Lohmann C，et al. SIRT1 decreases Lox – 1 – mediated foam cell formation in atherogenesis[J]. Eur Heart J. , 2010，31：2301 – 2309.

[11]　Voloshyna I，Hussaini S. M. , Reiss A. B. Resveratrol in cholesterol metabolism and atherosclerosis[J]. J Med Food，2012，15：763 – 773.

[12]　Li H，Xia N，Förstermann U. Cardiovascular effects and molecular targets of resveratrol[J]. Nitric Oxide，2012，26：102 – 110.

[13]　Fuhrman B，Partoush A，Volkova N，Aviram M. Ox – LDL induces monocyte-to-macrophage differentiation in vivo：Possible role for the macrophage colony stimulating factor receptor (M – CSF – R)[J]. Atherosclerosis，2008，196：598 – 607.

[14]　Janero D. R. ：Malondialdehyde and thiobarbituric acid-reactivity as diagnostic indices of lipid peroxidation and peroxidative tissue injury[J]. Free Radic Biol Med. , 1990，9：515 – 540.

[15]　Liu B，Zhang B，Guo R，Li S，Xu Y. Enhancement in efferocytosis of oxidized low-density lipoprotein-induced apoptotic RAW264. 7 cells through Sirt1-mediated autophagy[J]. Int J Mol Med. , 2014，33：523 – 533.

[16]　Williams KJ，Tabas I. The response-to-retention hypothesis of atherogenesis reinforced[J]. Curr Opin Lipidol. , 1998，9：471 – 474.

[17]　Tabas I，Williams KJ，Borén J. Subendothelial lipoprotein retention as the initiating process in atherosclerosis：update and therapeutic implications[J].

Circulation，2007，116：1832 - 1844.

[18] Gustafsson M，Borén J. Mechanism of lipoprotein retention by the extracellular matrix[J]. Curr Opin Lipidol.，2004，15：505 - 514.

[19] Goldstein JL，Ho YK，Basu SK，Brown MS. Binding site on macrophages that mediates uptake and degradation of acetylated low density lipoprotein，producing massive cholesterol deposition[J]. Proc Natl Acad Sci USA，1979，76：333 - 337.

[20] Steinbrecher U. P.，Parthasarathy S，Leake D. S.，Witztum J. L.，Steinberg D. Modification of low density lipoprotein by endothelial cells involves lipid peroxidation and degradation of low density lipoprotein phospholipids[J]. Proc Natl Acad Sci USA，1984，81：3883 - 3887.

[21] Kruth H. S. Receptor-independent fluid-phase pinocytosis mechanisms for induction of foam cell formation with native low-density lipoprotein particles [J]. Curr Opin Lipidol.，2011，22：386 - 393.

[22] Andrés V，Pello O. M.，Silvestre-Roig C. Macrophage proliferation and apoptosis in atherosclerosis[J]. Curr Opin Lipidol.，2012，23：429 - 438.

[23] Fiori J. L.，Shin Y. K.，et al. Resveratrol prevents β - cell dedifferentiation in nonhuman primates given a high-fat/high-sugar diet[J]. Diabetes，2013，62：3500 - 3513.

[24] Bruckbauer A，Zemel M. B. Synergistic effects of metformin, resveratrol, and hydroxymethylbutyrate on insulin sensitivity[J]. Diabetes Metab Syndr Obes.，2013，6：93 - 102.

[25] Soufi F. G.，Vardyani M，Sheervalilou R，Mohammadi M，Somi M. H. Long-term treatment with resveratrol attenuates oxidative stress pro-inflammatory mediators and apoptosis in streptozotocin-nicotinamide-induced diabetic rats[J]. Gen Physiol Biophys.，2012，31：431 - 438.

[26] Das D. K.，Sato M，Ray P. S.，et al. Cardioprotection of red wine：role of polyphenolic antioxidants[J]. Drugs Exp Clin Res.，1999，25：115 - 120.

[27] Baur JA，Sinclair DA. Therapeutic potential of resveratrol：the in vivo evidence[J]. Nat Rev Drug Discov.，2006，5：493 - 506.

[28] Bravo-San Pedro J. M.，Senovilla L. Immunostimulatory activity of lifespan-extending agents[J]. Aging (Albany NY)，2013，5：793 - 801.

[29] Singh C. K.，George J，Ahmad N. Resveratrol-based combinatorial strategies for cancer management[J]. Ann NY Acad Sci.，2013，1290：113 - 121.

[30] Thushara R. M.，Hemshekhar M，et al. Differential action of phytochemicals on platelet apoptosis：a biological overview[J]. Curr Med Chem.，2013，20：1018 - 1027.

[31] Stein S，Matter C. M. Protective roles of SIRT1 in atherosclerosis[J]. Cell Cycle，2011，10：640 - 647.

[32] Barger J. L.，Kayo T，et al. TA：A low dose of dietary resveratrol partially mimics caloric restriction and retards aging parameters in mice[J]. PLoS One，2008，3：e2264.

[33] Baur JA，Pearson KJ，et al. Resveratrol improves health and survival of mice on a high-calorie diet[J]. Nature，2006，444：337 - 342.

[34] Palsamy P，Subramanian S. Resveratrol，a natural phytoalexin，normalizes hyperglycemia in streptozotocin-nicotinamide induced experimental diabetic rats[J]. Biomed Pharmacother，2008，62：598 - 605.

[35] Sinha K，Das J，Pal P. B.，Sil P. C. Oxidative stress：the mitochondria-dependent and mitochondria-independent pathways of apoptosis[J]. Arch Toxicol.，2013，87：1157 - 1180.

[36] Ueda S，Masutani H，et al. Redox control of cell death[J]. Antioxid Redox Signal，2002，4：405 - 414.

[37] Borrás C，Gómez-Cabrera MC，Viña J. The dual role of p53：DNA protection and antioxidant[J]. Free Radic Res.，2011，45：643 - 652.

[38] Shiizaki S，Naguro I，Ichijo H. Activation mechanisms of ASK1 in response

to various stresses and its significance in intracellular signaling[J]. Adv Biol Regul. , 2013, 53: 135 – 144.

[39] Lu T. H. , Tseng T. J. , et al. Arsenic induces reactive oxygen species-caused neuronal cell apoptosis through JNK/ERK-mediated mitochondria-dependent and GRP 78/CHOP-regulated pathways[J]. Toxicol Lett. , 2014, 224: 130 – 140.

[40] Hsieh C. J. , Kuo P. L. , et al. Arctigenin, a dietary phytoestrogen, induces apoptosis of estrogen receptor-negative breast cancer cells through the ROS/p38 MAPK pathway and epigenetic regulation[J]. Free Radic Biol Med. , 2013, 67C: 159 – 170.

[41] Yoshimoto R, Fujita Y, et al. The discovery of LOX – 1, its ligands and clinical significance[J]. Cardiovasc Drugs Ther. , 2011, 25: 379 – 391.

[42] Xu S, Ogura S, et al. LOX – 1 in atherosclerosis: biological functions and pharmacological modifiers[J]. Cell Mol Life Sci. , 2013, 70: 2859 – 2872.

[43] Zhang K, Meng X, et al. Simvastatin increases Prolyl – 4 – Hydroxylase α1 expression in atherosclerotic plaque and ox – LDL – stimulated human aortic smooth muscle cells via p38 MAPK and ERK1/2 signaling[J]. J Mol Cell Cardiol. , 2013, 65: 43 – 50.

[44] del Barco Barrantes I, Nebreda A. R. Roles of p38 MAPKs in invasion and metastasis[J]. Biochem Soc Trans. , 2012, 40: 79 – 84.

[45] Cuadrado A, Nebreda A. R. Mechanisms and functions of p38 MAPK signalling[J]. Biochem J. 2010, 429: 403 – 417.

[46] Wang W. L. , Meng Z. X. , et al. Reduced beta2 – glycoprotein Ⅰ protects macrophages from ox – LDL – induced foam cell formation and cell apoptosis[J]. Lipids Health Dis. , 2013, 12: 174.

[47] Yin Y, Liu W, Ji G, Dai Y. The essential role of p38 MAPK in mediating the interplay of oxLDL and IL – 10 in regulating endothelial cell apoptosis[J]. Eur J Cell Biol. , 2013, 92: 150 – 159.

[48] Yu JY，Zheng Z. H.，et al. Mycotoxin zearalenone induces AIF- and ROS-mediated cell death through p53- and MAPK-dependent signaling pathways in RAW264.7 macrophages[J]. Toxicol In Vitro，2011，25：1654 – 1663.

[49] Deby-Dupont G，Mouithys-Mickalad A，Serteyn D，Lamy M，Deby C. Resveratrol and curcumin reduce the respiratory burst of Chlamydia-primed THP – 1 cells[J]. Biochem Biophys Res Commun.，2005，333：21 – 27.

[50] Voloshyna I，Hai O，Littlefield M. J.，Carsons S，Reiss A. B. Resveratrol mediates anti-atherogenic effects on cholesterol flux in human macrophages and endothelium via PPARγ and adenosine[J]. Eur J Pharmacol.，2013，698：299 – 309.

[51] Park J. W.，Choi Y. J.，et al. Bcl – 2 overexpression attenuates resveratrol-induced apoptosis in U937 cells by inhibition of caspase-3 activity[J]. Carcinogenesis，2001，22：1633 – 1639.

[52] Tsan M. F.，White J. E.，Maheshwari J. G.，Bremner T. A.，Sacco J. Resveratrol induces Fas signalling-independent apoptosis in THP – 1 human monocytic leukaemia cells[J]. Br J Haematol.，2000，109：405 – 412.

第 *7* 章

SIRT1 可能通过内质网应激的机制减少糖尿病心肌病中心肌细胞的凋亡

7.1 前　　言

　　糖尿病和心血管疾病都是严重的危害人类健康的全球的公众问题。糖尿病及其心血管并发症也是糖尿病患者致死和致残的主要原因[1]。而且糖尿病患者相比其他非糖尿病的个体罹患心力衰竭的风险更高[2]。而糖尿病心肌病(diabetic cardiomyopathy，DCM)是一种发生于糖尿病患者，不能用高血压性心脏病、冠状动脉粥样硬化性心脏病、心脏瓣膜病及其他心脏病变来解释的心肌疾病。最近的一些研究显示，DCM 在糖尿病人群中十分常见，发病率大约为 1.1．%，但 DCM 的死亡率和病死率却非常高[3]。

　　虽然 DCM 的具体发病机制仍不明了，但心肌细胞的凋亡在 DCM 的发生发展中所起的作用非常重要[4,5]。多种机制可导致心肌细胞的凋亡，如棕榈酸盐的毒性、氧自由基的形成、内质网应激、生物膜的不稳定和炎症反应等[6]。近期，内质网应激介导的凋亡引起广泛关注[7-9]。Li Z 等人[10]报道了在链脲霉素(streptozotocin，STZ)诱导的糖尿病大鼠的心肌中发现了内质网应激,并且与心肌细胞凋亡有关。因此,内质网应激在糖尿病诱导的心肌细胞死亡中也有重要作用。

Sirtuin1(SIRT1)是一种依赖 NAD^+ 的去乙酰化酶,参与机体内多种代谢调节、细胞的转归和寿命的延长[11]。越来越多的证据认为 SIRT1 的激活能对糖尿病及其并发症有益[12-16]。有部分报道认为 SIRT1 能通过 SIRT1 依赖的途径减轻内质网应激[17-19]。然而,SIRT1 和糖尿病诱导的心肌细胞凋亡之间的关系仍未完全阐明。在本研究中,我们提出了一个假说:SIRT1 能通过减轻内质网应激来抑制糖尿病诱导的心肌细胞凋亡,并尝试探讨相关的分子机制。

7.2　材料和方法

7.2.1　材料和试剂

实验中所用的大鼠来源的 H9C2 细胞系购买于上海中国科学院细胞库。除非特别说明,否则本研究中所用的化学试剂和药品均购于美国西格玛奥德里奇有限公司(Sigma Chemical Co., St. Louis, USA)。

7.2.2　糖尿病大鼠模型的建立

本实验所用的 30 只雄性 SD 大鼠(200 g 左右)购自上海斯莱克公司(Shanghai Slac Laboratory Animal Co. Ltd., Shanghai, China),饲养在上海市第十人民医院中心实验室动物房(自由饮食,室温 $22 \pm 2 ℃$,12 h 昼夜交替)。所有动物实验均遵从《中国实验动物学会章程》,本实验已通过动物伦理审查,符合动物伦理规范[20]。

根据文献报道[21],将 20 只大鼠小剂量 STZ(50 mg/kg,尾静脉注射)联合高脂饮食诱导糖尿病大鼠模型。STZ 注射一周后,测大鼠血糖,连续 2 次血糖大于 11.1 mmol/L 被认为建模成功。随后 20 只大鼠分为 2 组:糖尿病未治疗组(10 只)和白藜芦醇治疗组(10 只),剩余 10 只大鼠作为正常对照组。按照文献报道,白藜芦醇治疗组大鼠每天接受白藜芦醇灌胃(0.75 mg/kg,一天 3 次)[22],共 32 周。糖尿病未治疗组大鼠接受等量的生理盐水灌胃(一天 3 次)。

32 周之后,所有大鼠用 3% 的戊巴比妥腹腔注射麻醉后处死。处死前自大鼠股动脉采集 8~10 mL 血液用来测定生化指标等。每只大鼠的心脏取出后用预冷的生理盐水清洗、干燥后称重,并用于随后的实验。一部分心肌固定用于形态学观察和免疫组化等实验,一部分心肌放在 -80℃冻存用于 Western blot 和 PCR 等实验。

7.2.3 糖尿病大鼠心脏结构和功能的评估

大鼠心脏监测采用小动物专用超声仪(Visual Sonics Vevo770, Visual Sonics Inc.)。所有动物做心脏超声前后均用 1.5% 异氟醚-氧气吸入麻醉。超声影像包括 M 型和 2D 图像,所用探头为 12 MHz (Doppler),采集图像时大鼠为仰卧位。记录的心超参数包括:左室分数(left ventricular ejection fraction,LVEF)、减速时间(deceleration time, DT)、左室充盈早期速度(E)和晚期速度(A)、室间隔厚度(inter ventricular septum,IVS)以及左室后壁厚度(left ventricular posterior wall, LVPW)。

7.2.4 TUNEL 及免疫组化染色

取下的大鼠心肌组织用 4% 多聚甲醛 4℃固定 48 h,然后石蜡包埋切片(5 μm 厚),用于后续的免疫组化和 TUNEL 染色。TUNEL 染色使用商业化的染色试剂盒(Beyotime Biotech Inc., Jiangsu, China)。切片常规脱蜡脱水,最后切片用 DAB 试剂盒显色。

7.2.5　荧光定量 PCR

将心肌组织匀浆,用 Trizol 一步法提取总 RNA,用紫外分光光度计检测 mRNA 纯度并计算其浓度,RT - PCR 条件为:37℃ 60 min,95℃ 10 min,cDNA 产物置于−20℃保存。根据 Genebank 序列,设计引物序列并合成。使用 SYRB® Premix Ex TaqTM 和 Light Cycler PCR 扩增仪(Roche)进行荧光扩增。

7.2.6　AGEs 的制备

AGE - BSA 的制备参考既往的文献报道[23]。50 mg/mL 牛血清白蛋白(BSA)与葡萄糖(0.5 mol/L)在体外 37℃ 避光共同孵育 1 周,最后多次过滤去除游离的葡萄糖。用 BCA 法蛋白定量,制备的 AGE - BSA 试剂未检测到内毒素。

7.2.7　细胞培养及细胞活性的测定

细胞培养基使用含 10％胎牛血清和 1％双抗的高糖 DMEM 改良培养基。H9C2 细胞在 37℃含有 5％二氧化碳培养箱内储存培养。细胞根据实验目的分为以下几组:(1) BSA 组:该组细胞予 BSA 处理,最为对照组;(2) AGEs 400 μg/mL 组:该组细胞用 400 μg/mL 的 AGEs 干预;(3) AGEs 400 μg/mL＋SIRT1 siRNA 组:该组细胞接受 SIRT1 siRNA (10 nM;Santa Cruz Biotechnology Inc. , CA,USA)转染后,予 400 μg/mL 的 AGEs 干预;(4) 白藜芦醇(RSV)组:细胞先用 10 μM 的白藜芦醇孵育 2 h,再用 400 μg/mL 的 AGEs 干预。

H9C2 的细胞活性用 CCK - 8 试剂盒测定,根据说明书操作 (Beyotime Institute of Biotechnology,Jiangsu,China)。100 μL 的细胞悬液以 $1\times10^4\sim2\times10^4$ 个/mL 的密度铺在 96 孔板中时。随后每孔细

胞加 BSA、AGEs、SIRT1 siRNA 和白藜芦醇处理 12、24 和 48 h。每孔再加 10 μL 的 CCK‐8 试剂孵育 2 h，在 450 nm 测吸光度。

7.2.8　细胞凋亡的测定

细胞凋亡的检测使用 Annexin V 凋亡检测试剂盒（Roche，Indianapolis，IN，USA）。经过处理干预的 H9C2 细胞（1×10^5/孔）用结合 FITC 的 Annexin V 和碘化丙啶（PI）在富含钙离子的缓冲液中染色（20℃，15 min）。最后收集细胞用流式细胞仪（Beckman Coulter，Fullerton，CA，USA）分析 10 000 个细胞，每批样本重复测定 3 次。

7.2.9　Western blot 和 Caspase 酶活性检测

H9C2 细胞的总蛋白采用 Western blot 技术分析。蛋白浓度定量使用 BCA 蛋白定量试剂盒（Pierce Chemical Company，Rockford，USA）。蛋白电泳采用 8% 或 10%SDS 聚丙烯酰胺凝胶，每孔蛋白的上样量为 40 μg。电泳完毕后，转膜至 PVDF 膜，随后用 5% 的脱脂牛奶封闭（磷酸化蛋白使用 5%BSA 封闭）1 小时，孵育一抗后 4℃过夜。第二天用 TBST 润洗 3 次后，室温下孵育二抗 1 h，再次用 TBST 润洗后，曝光、去背景、剪裁后分析。

我们用荧光检测试剂盒（ABcam，Cambridge，UK）来检测细胞 Caspase‐3 和 Caspase‐9 的活性。将细胞匀浆与 Caspase‐3 和 Caspase‐9 的底物共同孵育，随后在激发波长 400 nm 和 505nm 检测样品的荧光信号值。

7.2.10　统计分析

所有数据均采用 SPSS 16.0 记录分析。每组数据均检测是否为正态分布，以均数±标准差的形式显示。组间比较采用单因素方差分析，非参数检验使用 Mann-Whitney U 检验。P 值小于 0.05 考虑有统计学意义。

7.3　结　　果

7.3.1　SIRT1 激动剂白藜芦醇改善 STZ 诱导的糖尿病大鼠心肌肥厚和心功能

为了研究 SIRT1 激动剂白藜芦醇治疗对糖尿病大鼠,来观察 SIRT1 对心肌肥厚及心功能异常的影响。接受白藜芦醇治疗的糖尿病大鼠体重显著高于未治疗糖尿病大鼠($p<0.05$)。但未治疗糖尿病大鼠的心脏/体重比值(heart/body weight ratio)较白藜芦醇治疗组显著升高(图 1A,$p<0.05$)。

此外,与白藜芦醇治疗组和对照度相比,未治疗糖尿病大鼠的 LVPW、IVS 及 DT 明显升高,LVEF 和 E/A 比值显著下降(图 1B—1F,$p<0.05$)。

7.3.2　糖尿病大鼠心肌内 SERCA2α、SIRT1、GRP78 BiP 和 CHOP 的改变

为了了解糖尿病大鼠心肌细胞内质网应激的情况,本研究检测了内质网应激相关蛋白的表达。图 1A 和 2C 显示了 SERCA2α 的蛋白和核酸表达水平,未治疗糖尿病大鼠左室心肌内 SERCA2α 水平显著下降($p<0.05$)。相似的是,未治疗糖尿病大鼠心肌 SIRT1 的表达也显著减少,儿白藜芦醇能明显升高 SIRT1 的表达(图 2D,$p<0.05$)。未治疗糖尿病大鼠心肌细胞 GRP78 BiP 也显著升高(图 2E,$p<0.05$)。而白藜芦醇能明显降低糖尿病大鼠心肌 CHOP 的表达水平(图 2F,$p<0.05$)。

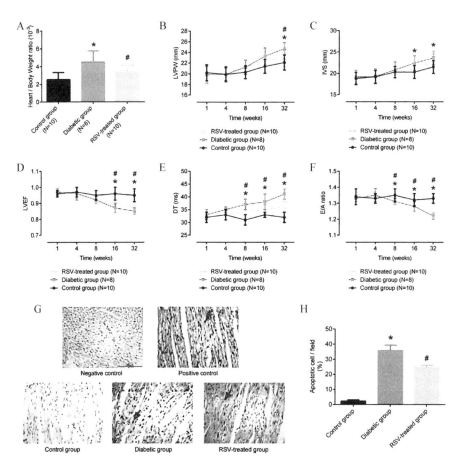

图 1　SIRT1 激动剂白藜芦醇对 STZ 诱导的糖尿病大鼠
心脏结构、心功能及心肌细胞凋亡的影响

7.3.3　SIRT1 siRNA 和白藜芦醇对 H9C2 心肌细胞 SIRT1 表达的影响

　　我们用白藜芦醇处理或将 SIRT1 siRNA 转染至 H9C2 心肌细胞后，提取细胞蛋白用 western blot 方法检测 SIRT1 的表达。图 3A 显示，SIRT1 siRNA 显著干扰了 SIRT1 的表达，而 10 μM 的白藜芦醇显著升高了 SIRT1 的表达。H9C2 细胞经 SIRT1 siRNA 和 400 μg/mL

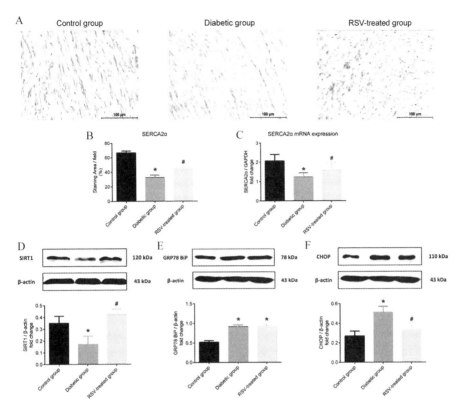

图 2　SIRT1 激动剂白藜芦醇对糖尿病大鼠心肌细胞
SERCA2α、GRP78 及 CHOP 表达的影响

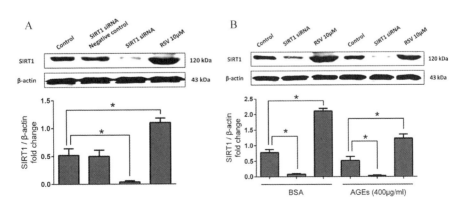

图 3　SIRT1 siRNA 转染后及白藜芦醇干预后心肌细胞 SIRT1 的表达水平

AGEs 共同干预 24 h 后,SIRT1 的表达更低(图 3B)。然而,即使给予细胞 400 μg/mL AGEs 的干预,白藜芦醇也能恢复 H9C2 细胞 SIRT1 的表达水平(图 3B)。

7.3.4　流式细胞术检测细胞凋亡

随后,我们用流式细胞术检测 AGE - BSA 诱导 H9C2 细胞凋亡的能力。心肌细胞经 400 μg/mL 的 AGE - BSA 干预 6、12、24 和 48 h,或不同浓度的 AGE - BSA(50、100、200 和 400 μg/mL)干预 24 h。如图 4A 所示,细胞经 AGE - BSA 干预 24 h 后,细胞凋亡呈浓度依赖的趋势。

为了进一步检测 SIRT1 对 AGEs 诱导凋亡的影响,我们用 Annexin V/PI 双染色法检测细胞凋亡。图 4C 和 4D 是有代表性的流式分析图。这些结果提示了,与对照组相比,AGEs 增加了晚期凋亡和早期凋亡的比率,分别从 $0.8\pm0.3\%$ 和 $1.4\pm0.1\%$ 上升到 $2.2\pm1.2\%$ 和 $72.5\pm2.5\%$($p<0.01$)。用 siRNA 干扰 SIRT1 的表达后,AGEs 诱导凋亡的能力加强(图 4C 和 4D,$p<0.05$)。而与 AGEs 处理组相比,白藜芦醇能显著减少晚期凋亡和早期凋亡的比率(图 4C 和 4D,$p<0.05$)。

7.3.5　H9C2 细胞在不同条件下 SERCA2α 水平的改变

参考既往的报道,我们用 AGEs 来诱导细胞的内质网应激[24]。本研究的结果显示,400 μg/mL 的 AGEs 能显著减少 SERCA2α 的表达并呈时间依赖趋势,干扰 SIRT1 的表达后 SERCA2α 表达进一步减少。而白藜芦醇的干预能恢复 H9C2 细胞中 SERCA2α 的表达(图 5A 和 5B)。

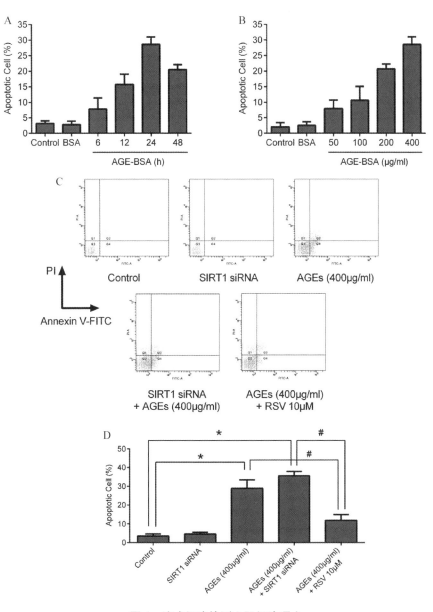

图 4　流式细胞检测心肌细胞凋亡

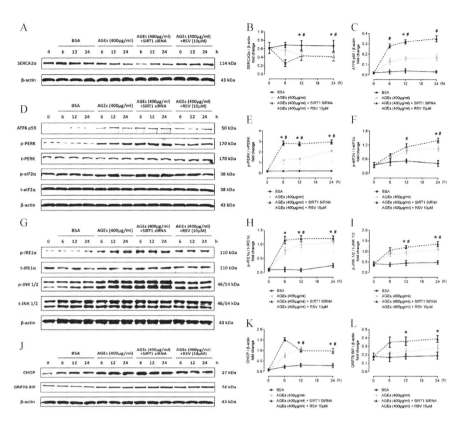

图 5　SIRT1 对内质网应激相关蛋白及通路的影响

7.3.6　SIRT1 能抑制内质网应激相关的信号通路

ATF-6 和 PERK 通路在内质网应激中有起重要作用。本研究中，400 μg/mL 的 AGEs 和 SIRT1 siRNA 干预后的第 6、12 和 24 h 的 ATF6 p50 亚基表达显著升高（图 5C 和 5D，$p < 0.05$）。10 μM 的白藜芦醇在 AGEs 和 SIRT1 siRNA 干预后的第 12 h 降低 ATF6 p50 的水平（图 5C，$p < 0.05$）。AGEs 和 SIRT1 siRNA 干预后的第 6、12 和 24 h 磷酸化 PERK 的水平也显著升高（图 5D 和 5E，$p < 0.05$）。

ATF6 和 PERK 下游的磷酸化的 eIF2α 分子在 AGEs 和 SIRT1

siRNA 干预后也明显增加（图 5D 和 5F）。白藜芦醇能显著减少第 12 和 24 h 磷酸化 eIF2α 的表达（图 5D 和 5F，$p < 0.05$）。相似的是，磷酸化 IRE1α 和磷酸化 JNK 1/2 在 SIRT1 siRNA 和（或）AGEs 的干预后第 6、12 和 24 h 显著升高（图 5G 和 5I）。白藜芦醇能抑制第 12 和 24 h 磷酸化 IRE1α 和磷酸化 JNK 1/2 的水平（图 5G 和 5I，$p < 0.05$）。

CHOP 和 GRP78 BiP 在 SIRT1 siRNA 和 AGEs 的干预后均显著升高，10 μM 的白藜芦醇能抑制第 6 h CHOP 的水平（图 5J 和 5K，$p < 0.05$），但对 GRP78 BiP 的表达无影响（图 5J 和 5L）。

7.3.7　Caspase - 12、Caspase - 3 和 Caspase - 9 的活性

实验观察了 SIRT1 siRNA 和（或）AGEs 的干预后第 6、12 和 24 h 剪切的 Caspase - 12 的表达水平。白藜芦醇能显著的减少其表达并呈时间依赖的趋势（图 6A 和 6B，$p < 0.05$）。实验还检测了下游 Caspase - 3 和 Caspase - 9 的活性。SIRT1 siRNA 和（或）AGEs 的干预 24 h 后 Caspase - 3 和 Caspase - 9 的活性明显升高，而白藜芦醇能显著降低这种情况（图 6C 和 6D，$p < 0.05$）。

7.4　讨　　论

糖尿病心肌病（DCM）是糖尿病病人特有的一种影响心脏结构和功能的疾病[25]。糖尿病导致的各种微环境的改变会引起心肌肥厚、心肌收缩和（或）舒张功能障碍[26]。越来越多的证据显示，SIRT1 能作为治疗胰岛素抵抗和糖尿病的新靶点[27]。然而，SIRT1 治疗糖尿病及其并发症确切的机制仍不清楚。所以，本研究的主要发现为：激活 SIRT1 能减少 DM 心肌细胞的凋亡。SIRT1 的这种功效可能是减轻内质网应激

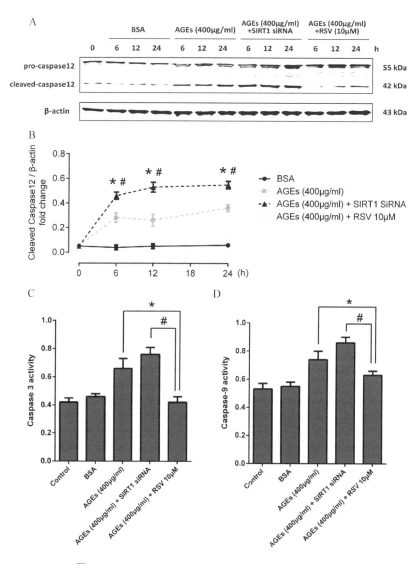

图 6   Caspase‐12、Caspase‐9 及 Caspase‐3 的变化

来实现的。因此,研究认为 SIRT1 具有抗心肌细胞凋亡的功能,激活 SIRT1 并能用来预防和治疗糖尿病心血管并发症。

近年来,对糖尿病的病理生理学及疾病相关的心脏重构的研究进展很多。非折叠蛋白反应(unfolded protein response,UPR)是一个比较新的机制[28]。有很多研究显示 DCM 中内质网的稳态被打破[29-31]。而内质网在蛋白质折叠、钙离子的储存和脂质合成方面作用很大。当内质网的稳态被打破,内质网内就会产生适应性的信号通路,UPR 就会被激活[32,33]。

内质网膜上的 PERK、ATF 6 和 IRE1 都能识别错误的折叠蛋白。蛋白可直接与 IRE1 结合或 ATF 6 及 PERK 被 GRP78 BiP 所替代[34]。ATF 6 是一种转录因子可以在内质网释放后或在高尔基体蛋白水解后被激活[35]。IRE1 既是一种核糖核酸内切酶,也是一种蛋白激酶[36]。它的活化可激活另一个转录因子 X 盒结合蛋白 1 在核内的转位。PERK 也是一种蛋白激酶,可磷酸化翻译起始因子 eIF2α,并一过性的阻止蛋白的翻译[37]。这种网络状的转录编码程序可以增强蛋白质抵抗内质网应激(适应性的UPR)。另一种适应性的反应是上调内质网相关降解(ERAD),将错误折叠的蛋白慢慢输出内质网并被蛋白酶体降解[38]。如内质网应激仍未缓解,凋亡就会被触发。CHOP 及有些细胞中 IRE1 参与了内质网相关的凋亡[8]。随后会激活蛋白酶Caspase - 12,和凋亡信号调控激酶 1(ASK1)/c-Jun N 末端激酶(JNK)蛋白激酶通路等[39,40]。

心肌细胞在心脏功能中所起的作用意义非凡。因此,当过多的心肌细胞死亡后心脏就会发生病理学的改变[41]。因为心脏的再生功能很弱,要有足够的细胞来维持心脏的功能。心脏的稳态是心肌死亡和更新之间的平衡,在 DCM 中就有大量的心肌细胞死亡[42,43]。心肌细胞死亡的主要原因是凋亡和坏死。研究认为,急性期心肌的死亡和慢性低水平的凋亡都导致了心力衰竭的发生[44]。Frustaci A 等人[45]报道了在DCM 中大量增加的心肌细胞凋亡参与了心脏代偿和失代偿的转化。大量的临床和实验证据也指出了,心肌细胞凋亡在 DCM 的发展中扮演了重要的角色[46-48]。因此,需要探究更多关于凋亡损伤的机制来改善DCM 的心功能。

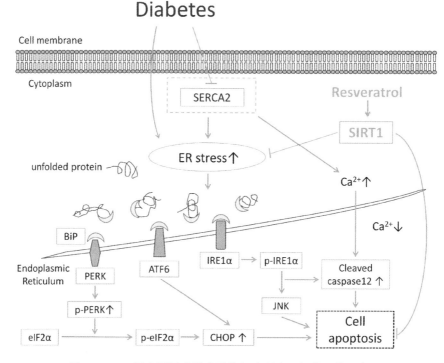

图 7　SIRT1 及内质网应激介导的细胞凋亡之间关系的示意图

　　过多的 AGEs 是引起糖尿病的慢性并发症的另一个重要机制[49]。Adamopoulos C 等人[50]报道了 AGEs 可以直接诱导人主动脉内皮细胞的内质网应激,并导致内皮细胞的凋亡。一些其他研究也指出了,阻断 AGE 受体-内质网应激清除通路能有效的抑制细胞死亡[25,51,52]。在研究中,AGEs 能显著诱导 H9C2 细胞的内质网应激并与细胞凋亡关系密切。

　　SIRT1 能去乙酰化多种细胞内蛋白质,包括组蛋白、转录因子、DNA 修复蛋白、自噬因子等等,参与调节代谢、压力反应和其他细胞进程[53]。许多研究指出,SIRT1 的激活可以延长寿命[54,55]。白藜芦醇是 SIRT1 的强激动剂,因其抗氧化的特性被认为对健康有益[56,57]。现在的研究也认为,SIRT1 的激活和白藜芦醇的治疗能改善多种代谢参数并对多种退行性疾病有益[13,58,59]。Lee J 等[17]发现抑制或干扰 SIRT1 的表达,能显著增加细胞内质网应激相关基因的表达。而且,Liu LQ 等人[18]报道了白藜芦醇能通过 SIRT1 介导减轻内质网应激和 Caspase‐12 的激活以抑制甲醇诱导的细胞凋亡。一项最近的研究显示,在肝脏中过表达 SIRT1 能通过抑制内质网应激达到减轻肝硬化、胰岛素抵抗并恢复血糖的稳态的目的[60]。这些结果均提示了 SIRT1 可能参与调控内质网应激。

　　虽然观察到了 SIRT1 减少糖尿病大鼠心肌细胞凋亡的作用,但 SIRT1 调控内质网应激的机制可能比先前文献报道的更加复杂。对于 SIRT1 或白藜芦醇在 DCM 的发展中是否及如何作用于其他信号网络仍知之甚少。因此,需要我们在今后进行更加深入的研究,探索 SIRT1 对糖尿病的益处和机制。

7.5　结　　论

　　总之,研究发现 STZ 联合高脂饮食诱导的糖尿病大鼠心肌中的内质网应激显著增强并与心肌细胞凋亡相关。而 SIRT1 可能通过 PERK/eIF2α、ATF6/CHOP 和 IRE1α/JNK 介导的途径减轻内质网应激诱导的心肌细胞凋亡。这一发现为 DCM 的治疗提供了新的思路和策略。

参考文献

[1] S. A. Hayat, B. Patel, R. S. Khattar, et al. Diabetic cardiomyopathy: mechanisms, diagnosis and treatment[J]. Clin Sci., 2004, 107: 539 - 557.

[2] S. Vigili de Kreutzenberg, A. Avogaro. The limited clinical value of a

specific diabetic cardiomyopathy[J]. Nutr Metab Cardiovasc Dis. , 2013, 23：599 – 605.

[3] S. Dandamudi, J. Slusser, D. W. Mahoney, et al. The Prevalence of Diabetic Cardiomyopathy：A Population Based Study in Olmsted County, MN[J]. J Card Fail, 2014, 20：304 – 309.

[4] L. Cai, W. Li, G. Wang, et al. Hyperglycemia-induced apoptosis in mouse myocardium：mitochondrial cytochrome C-mediated caspase – 3 activation pathway[J]. Diabetes, 2002, 51：1938 – 1948.

[5] M. H. Zou, Z. Xie. Regulation of interplay between autophagy and apoptosis in the diabetic heart：new role of AMPK[J]. Autophagy, 2013, 9：624 – 625.

[6] T. van de Weijer, V. B. Schrauwen-Hinderling, P. Schrauwen. Lipotoxicity in type 2 diabetic cardiomyopathy[J]. Cardiovasc Res. , 2011, 92：10 – 8.

[7] H. Urra, E. Dufey, F. Lisbona, et al. When ER stress reaches a dead end [J]. Biochim Biophys Acta. , 2013, 1833：3507 – 3517.

[8] R. Sano, J. C. Reed. ER stress-induced cell death mechanisms[J]. Biochim Biophys Acta. , 2013, 1833：3460 – 3470.

[9] T. Minamino, I. Komuro, M. Kitakaze. Endoplasmic reticulum stress as a therapeutic target in cardiovascular disease[J]. Circ Res. , 2010, 107：1071 – 1082.

[10] Z. Li, T. Zhang, H. Dai, et al. Involvement of endoplasmic reticulum stress in myocardial apoptosis of streptozotocin-induced diabetic rats[J]. J Clin Biochem Nutr. , 2007, 41：58 – 67.

[11] M. Suzuki, J. D. Bartlett. Sirtuin1 and autophagy protect cells from fluoride-induced cell stress [J]. Biochim Biophys Acta. , 2014, 1842：245 – 255.

[12] A. Z. Caron, X. He, W. Mottawea, et al. The SIRT1 deacetylase protects mice against the symptoms of metabolic syndrome[J]. FASEB J. , 2014, 28：

1306 - 1316.

[13] R. Guo，B. Liu，K. Wang，et al. Resveratrol ameliorates diabetic vascular inflammation and macrophage infiltration in db/db mice by inhibiting the NF - κB pathway[J]. Diab Vasc Dis Res. , 2014，11：92 - 102.

[14] M. Kitada，D. Koya. SIRT1 in Type 2 Diabetes：Mechanisms and Therapeutic Potential[J]. Diabetes Metab J. , 2013，37：315 - 325.

[15] B. Liu，B. Zhang，R. Guo，et al. Enhancement in efferocytosis of oxidized low-density lipoprotein-induced apoptotic RAW264. 7 cells through Sirt1-mediated autophagy[J]. Int J Mol Med. , 2014，33：523 - 533.

[16] D. Polak-Jonkisz，K. Laszki-Szcza,chor，L. Rehan，et al. Nephroprotective action of sirtuin 1 (SIRT1)[J]. J Physiol Biochem. , 2013，69：957 - 961.

[17] J. Lee，S. W. Hong，S. E. Park，et al. Exendin-4 attenuates endoplasmic reticulum stress through a SIRT1 - dependent mechanism[J]. Cell Stress Chaperones. 2014，19：649 - 656.

[18] L. Liu，Z. Fan，Y. Tang，et al. The Resveratrol Attenuates Ethanol-Induced Hepatocyte Apoptosis Via Inhibiting ER-Related Caspase - 12 Activation and PDE Activity In Vitro[J]. Alcohol Clin Exp Res. , 2014，38：683 - 693.

[19] R. Ghemrawi，S. Pooya，S. Lorentz，et al. Decreased vitamin B12 availability induces ER stress through impaired SIRT1 - deacetylation of HSF1[J]. Cell Death Dis. , 2013，4：e553.

[20] L. G. Shewan，G. M. C. Rosano，M. Y. Henein，et al. A statement on ethical standards in publishing scientific articles in the International Journal of Cardiology family of journals[J]. Int. J. Cardiol，2014，170：253 - 254.

[21] R. Guo，B. Liu，S. Zhou，et al. The protective effect of fasudil on the structure and function of cardiac mitochondria from rats with type 2 diabetes induced by streptozotocin with a high-fat diet is mediated by the attenuation of oxidative stress[J]. Biomed Res Int. , 2013，2013：430791.

[22] Y. H. Jing，K. H. Chen，S. H. Yang，et al. Resveratrol ameliorates

vasculopathy in STZ-induced diabetic rats: role of AGE – RAGE signalling [J]. Diabetes Metab Res Rev. , 2010, 26: 212 – 222.

[23] Y. Liu, Y. Ma, R. Wang, et al. Advanced glycation end products accelerate ischemia/reperfusion injury through receptor of advanced end product/nitrative thioredoxin inactivation in cardiac microvascular endothelial cells[J]. Antioxid Redox Signal, 2011, 15: 1769 – 1778.

[24] K. Tanaka, T. Yamaguchi, H. Kaji, et al. Advanced glycation end products suppress osteoblastic differentiation of stromal cells by activating endoplasmic reticulum stress[J]. Biochem Biophys Res Commun. 2013, 438: 463 – 467.

[25] S. Rubler, J. Dlugash, Y. Z. Yuceoglu, et al. New type of cardiomyopathy associated with diabetic glomerulosclerosis[J]. Am J Cardiol, 1972, 30: 595 – 602.

[26] O. Asghar, A. Al-Sunni, K. Khavandi, et al. Diabetic cardiomyopathy[J]. Clin Sci (Lond), 2009, 116: 741 – 760.

[27] M. Kitada, S. Kume, K. Kanasaki, et al. Sirtuins as possible drug targets in type 2 diabetes[J]. Curr Drug Targets, 2013, 14: 622 – 636.

[28] P. K. Battiprolu, C. Lopez-Crisosto, Z. V. Wang, et al. Diabetic cardiomyopathy and metabolic remodeling of the heart[J]. Life Sci. , 2013, 92: 609 – 615.

[29] A. F. Ceylan-Isik, N. Sreejayan, J. Ren. Endoplasmic reticulum chaperon tauroursodeoxycholic acid alleviates obesity-induced myocardial contractile dysfunction[J]. J Mol Cell Cardiol, 2011, 50: 107 – 116.

[30] J. Li, H. Zhu, E. Shen, et al. Deficiency of rac1 blocks NADPH oxidase activation, inhibits endoplasmic reticulum stress, and reduces myocardial remodeling in a mouse model of type 1 diabetes[J]. Diabetes, 2010, 59: 2033 – 2042.

[31] T. Wu, Z. Dong, J. Geng, et al. Valsartan protects against ER stress-

induced myocardial apoptosis via CHOP/Puma signaling pathway in streptozotocin-induced diabetic rats[J]. Eur J Pharm Sci., 2011, 42: 496 - 502.

[32] S. H. Back, R. J. Kaufman. Endoplasmic reticulum stress and type 2 diabetes[J]. Annu Rev Biochem, 2012, 81: 767 - 793.

[33] P. Walter, D. Ron. The unfolded protein response: from stress pathway to homeostatic regulation[J]. Science, 2011, 334: 1081 - 1086.

[34] T. J. Biden, E. Boslem, K. Y. Chu, et al. Lipotoxic endoplasmic reticulum stress, β cell failure, and type 2 diabetes mellitus[J]. Trends Endocrinol Metab. , 2014, 25: 389 - 398.

[35] A. X. Zhou, I. Tabas. The UPR in atherosclerosis [J]. Semin Immunopathol, 2013, 35: 321 - 332.

[36] D. S. Coelho, P. M. Domingos. Physiological roles of regulated Ire1 dependent decay[J]. Front Genet, 2014, 5: 76.

[37] S. E. Logue, P. Cleary, S. Saveljeva, et al. New directions in ER stress-induced cell death[J]. Apoptosis, 2013, 18: 537 - 546.

[38] B. M. Gardner, D. Pincus, K. Gotthardt, et al. Endoplasmic reticulum stress sensing in the unfolded protein response [J]. Cold Spring Harb Perspect Biol. , 2013, 5: a013169.

[39] Y. Liu, J. Wang, S. Y. Qi, et al. Reduced endoplasmic reticulum stress might alter the course of heart failure via caspase - 12 and JNK pathways[J]. Can J Cardiol, 2014, 30: 368 - 375.

[40] D. Liu, M. Zhang, H. Yin. Signaling pathways involved in endoplasmic reticulum stress-induced neuronal apoptosis[J]. Int J Neurosci. , 2013, 123: 155 - 162.

[41] G. Takemura, M. Kanoh, S. Minatoguchi, et al. Cardiomyocyte apoptosis in the failing heart — a critical review from definition and classification of cell death[J]. Int J Cardiol, 2013, 167: 2373 - 2386.

[42] W. Yu, W. Zha, S. Guo, et al. Flos Puerariae Extract Prevents Myocardial Apoptosis via Attenuation Oxidative Stress in Streptozotocin-Induced Diabetic Mice[J]. PLoS One, 2014, 9: e98044.

[43] K. Huynh, B. C. Bernardo, J. R. McMullen, et al. Diabetic cardiomyopathy: mechanisms and new treatment strategies targeting antioxidant signaling pathways[J]. Pharmacol Ther. , 2014, 142: 375 - 415.

[44] D. Wencker, M. Chandra, K. Nguyen, et al. A mechanistic role for cardiac myocyte apoptosis in heart failure [J]. J Clin Invest. , 2003, 111: 1497 - 1504.

[45] A. Frustaci, J. Kajstura, C. Chimenti, et al. Myocardial cell death in human diabetes[J]. Circ Res. , 2008, 87: 1123 - 1132.

[46] F. Fiordaliso, B. Li, R. Latini, et al. Myocyte death in streptozotocin-induced diabetes in rats in angiotensin II- dependent[J]. Lab Invest. , 2000, 80: 513 - 527.

[47] R. H. Ritchie, J. E. Love, K. Huynh, et al. Enhanced phosphoinositide 3 - kinase (p110α) activity prevents diabetes-induced cardiomyopathy and superoxide generation in a mouse model of diabetes[J]. Diabetologia, 2012, 55: 3369 - 3381.

[48] K. Huynh, H. Kiriazis, X. J. Du, et al. Targeting the upregulation of reactive oxygen species subsequent to hyperglycemia prevents type 1 diabetic cardiomyopathy in mice[J]. Free Radic Biol Med. , 2013, 60: 307 - 317.

[49] N. C. Chilelli, S. Burlina, A. Lapolla. AGEs, rather than hyperglycemia, are responsible for microvascular complications in diabetes: a "glycoxidation-centric" point of view [J]. Nutr Metab Cardiovasc Dis. , 2013, 23: 913 - 919.

[50] C. Adamopoulos, E. Farmaki, E. Spilioti, et al. Advanced glycation end-products induce endoplasmic reticulum stress in human aortic endothelial cells[J]. Clin Chem Lab Med. , 2014, 52: 151 - 160.

［51］ J. Liu，K. Huang，G. Y. Cai，et al. Receptor for advanced glycation end-products promotes premature senescence of proximal tubular epithelial cells via activation of endoplasmic reticulum stress-dependent p21 signaling［J］. Cell Signal，2014，26：110 – 121.

［52］ Q. Q. Yin，C. F. Dong，S. Q. Dong，et al. AGEs induce cell death via oxidative and endoplasmic reticulum stresses in both human SH – SY5Y neuroblastoma cells and rat cortical neurons［J］. Cell Mol Neurobiol.，2012，32：1299 – 1309.

［53］ S. Rahman，R. Islam. Mammalian Sirt1：insights on its biological functions［J］. Cell Commun Signal，2011，9：11.

［54］ D. Herranz，M. Muñoz-Martin，M. Cañamero，et al. Sirt1 improves healthy ageing and protects from metabolic syndrome-associated cancer［J］. Nat Commun.，2010，1：3.

［55］ S. J. Mitchell，A. Martin-Montalvo，E. M. Mercken，et al. The SIRT1 activator SRT1720 extends lifespan and improves health of mice fed a standard diet［J］. Cell Rep.，2014，6：836 – 843.

［56］ J. A. Baur，D. A. Sinclair. Therapeutic potential of resveratrol：the in vivo evidence［J］. Nat Rev Drug Discov.，2006，5：493 – 506.

［57］ R. Guo，Y. Su，B. Liu，et al. Resveratrol suppresses oxidised low-density lipoprotein-induced macrophage apoptosis through inhibition of intracellular reactive oxygen species generation，LOX – 1，and the p38 MAPK pathway［J］. Cell Physiol Biochem.，2014，34：603 – 616.

［58］ J. H. Chung，V. Manganiello，J. R. Dyck. Resveratrol as a calorie restriction mimetic：therapeutic implications［J］. Trends Cell Biol.，2012，22：546 – 554.

［59］ R. Guo，W. Li，B. Liu，et al. Resveratrol protects vascular smooth muscle cells against high glucose-induced oxidative stress and cell proliferation in vitro［J］. Med Sci Monit Basic Res.，2014，20：82 – 92.

[60] Y. Li，S. Xu，A. Giles，et al. Hepatic overexpression of SIRT1 in mice attenuates endoplasmic reticulum stress and insulin resistance in the liver [J]. FASEB J.，2011，25：1664 – 1679.

第 8 章

结论与展望

8.1 结　　论

在动物实验方面,白藜芦醇能降低 db/db 糖尿病小鼠主动脉及血浆 ICAM-1、VCAM-1 和 MCP-1 的水平。白藜芦醇干预组小鼠主动脉组织内磷酸化的 IKKα/β、IκB 和 p65 亚基的表达也显著减少。

在离体实验方面,白藜芦醇能抑制高糖诱导的氧化应激压力和 VSMCs 增殖。其机制主要是白藜芦醇能减少细胞内 ROS 的生成、NADPH 氧化酶亚基的磷酸化、Akt 的磷酸化、p38 MAPK/JNK/ERK 的磷酸化,及下游 NF-κB 的活性。而且,白藜芦醇能减轻 ox-LDL 诱导巨噬细胞的凋亡损伤。这是通过减少细胞内 ROS 产生、下调 LOX-1 和 p38 MAPK 表达来达到这一效果的。

最后,研究发现 STZ 诱导的糖尿病大鼠的心肌中内质网应激显著增强并与细胞凋亡相关。SIRT1 可能通过 PERK/eIF2α、ATF6/CHOP 和 IRE1α/JNK 介导的途径减轻内质网应激诱导的心肌细胞凋亡。

8.2 进一步工作的方向

虽然越来越多的证据显示,SIRT1 的激活也许对糖尿病的预防和治疗是一个有效的干预措施。但目前缺乏来自临床患者与 SIRT1 关系的直接证据。另外,确认和验证 SIRT1 新的底物也是很有必要的,它将是了解 SIRT1 调节机制和信号途径的关键。所以,随着对 SIRT1 及其激动剂白藜芦醇的认识加深,SIRT1 与白藜芦醇在糖尿病及其并发症治疗的前景十分广阔。

附录　综　述

沉默信息调节因子 1 基因激动剂白藜芦醇在糖尿病心血管并发症中的应用进展*

　　糖尿病尤其是 2 型糖尿病(T2DM)是严重危害人类健康的慢性疾病之一,其发病趋势正不断增加。据统计,到 2025 年全球范围内的糖尿病患者将达 3 亿[1]。目前认为,与糖尿病相关的大血管并发症是引起病死率和患病率发生的主要原因[2-3]。因此,改善和治疗糖尿病心血管并发症成为治疗糖尿病的靶点之一。白藜芦醇(RSV)是一类天然的多酚化合物,也是沉默信息调节因子 1 基因(Sirt1)强激动剂,主要存在于各种红葡萄果实和红葡萄酒中,能够抗氧化和廓清氧自由基。目前,围绕RSV 和糖尿病的研究较多,我们对 RSV 在糖尿病心血管并发症的研究进展作一综述。

一、Sirt1 基因与白藜芦醇

　　Sirt1 是酵母 Sirt2 基因在哺乳动物中的同源类似物,其产物称为沉

　　* DOI：10.3969/j. issn. 1001 - 9057. 2013. 09. 025
　　基金项目：国家自然科学基金资助项目(81070107)
　　作者单位：200072 上海,同济大学附属第十人民医院心内科
　　通讯作者：徐亚伟,E-mail：xuyawei1960@yahoo.com

默信息调节因子 1，又称为 Sirtuin1(Sirt1)，是一种依赖于烟酰胺腺嘌呤二核苷酸(NAD+)的组蛋白去乙酰化酶[4]。在人体中已发现有 7 种酵母 Sirt2 的同源基因，分别称为 Sirt1～7。研究结果表明，Sirt1 作为一个转录调节因子，在体内发挥多种作用，并参与代谢、炎症、细胞周期、凋亡及氧化应激等多种信号传导通路，被视为一种长寿基因。研究还发现，Sirt1 的激动剂白藜芦醇，能明显激活 Sirt1 的表达和转录，可应用于 2 型糖尿病的治疗[5]。白藜芦醇除了存在于红酒和葡萄以外，在花生、蓼科植物的根茎等中也有分布[6]。先前大多被当作抗肿瘤的药物，之后研究发现还具有抗血小板、抗动脉粥样硬化等功能，在治疗糖尿病方面可能也有重要作用。

二、Sirt1、白藜芦醇与代谢

有研究表明，肝细胞 Sirt1 基因表达和转录水平受血糖和丙酮酸调节[7]。血糖增高可使 Sirt1 表达降低，但丙酮酸含量升高又可使 Sirt1 表达增多。Sirt1 对代谢的影响与过氧化物酶体增殖物活化受体协同刺激因子 1α(PGC－1α)密切相关。二者协同作用于两个调节糖异生和糖酵解途径的关键酶：糖异生基因磷酸烯醇式丙酮酸羧激酶(PEPCK)和葡萄糖－6－磷酸酶(G6Pase)的基因表达。此外，研究者发现 Sirt1 可能与 PGC－1α 和肝细胞核因子(HNF－4α)一起组成复合物，共同调节体内的糖代谢。

Picard 等[8-9]研究还发现，将 Sirt1 在白色脂肪细胞中过表达，可以减少脂肪的生成和三脂酰甘油的积累。而 Sirt1 的激动剂白藜芦醇也能促进成熟脂肪发生产生脂肪分解。目前认为这种现象可能与脂肪酸代谢相关基因表达减少有关，比如脂肪特异性的脂肪酸结合蛋白(aP2)、CAAT 区/增强子结合蛋白 α(C/EBPα)和过氧化物酶体增殖物激活受体 γ(PPAR)等。其具体的机制主要为 Sirt1 与 PPARγ 的共因子核受体共抑制子和维甲酸及甲状腺受体的沉默调节子结合,抑制 PPARγ 活性,降低 PPARγ 靶基因 aP2 等的转录。但 Sirt1 对脂肪代谢相关基因表达的负性效果目前还不十分清楚。

三、Sirt1、白藜芦醇和胰岛素抵抗

已经有很多研究指出,Sirt1 在调节胰岛 β 细胞分泌胰岛素中起一定作用。Bordone 等[10]研究发现胰岛 β 细胞过表达 Sirt1 能通过抑制解偶联蛋白 2(UCP2)来增加三磷酸腺苷(ATP)的含量,增高的 ATP 能使 β 细胞去极化及钙离子胞吐(exocytosis),从而影响胰岛素的分泌。然而在 Sirt1 敲除的小鼠中,β 细胞产生 ATP 的量也明显小于正常小鼠。此外,有报道还显示 Sirt1 通过对下游的叉头蛋白转录因子 1 (transcription factor FoxO1)的去乙酰化,能促进胰岛 β 细胞的增殖分化和胰岛素的分泌[11]。

链脲佐菌素(STZ)诱导的糖尿病大鼠用 RSV 喂养 2 周后,不但大鼠的血糖和血脂指标得到改善,而且多食、多尿及体重减轻症状也明显减轻。进一步研究发现,RSV 可以保护胰岛的 β 细胞避免凋亡,增强胰岛素靶组织(肌肉、脂肪组织、肝脏)对葡萄糖的摄取,并增加肝糖原的合成[12]。另一项研究也发现,不管是高脂喂养的胰岛素抵抗小鼠还是棕榈酸处理的胰岛素抵抗细胞,给予 RSV 处理后均可改善其胰岛素敏感性,而应用小干扰 RNA(siRNA)干扰沉默 Sirt1 基因的表达后,RSV 的胰岛素增敏作用消失。进一步研究发现,Sirt1 能在蛋白和 mRNA 水平抑制蛋白酪氨酸磷酸酶 1B(PTP1B),从而影响胰岛素刺激的胰岛素受体磷酸化而增加胰岛素敏感性,改善胰岛素抵抗[13]。因此,RSV 可能通过激活 Sirt1 而改善胰岛素分泌。但 RSV 的作用极其复杂,RSV 的浓度不同,其发挥的效应可能也不同[13]。

四、Sirt1、白藜芦醇和血管炎症

近年来的研究认为,2 型糖尿病可能是细胞因子介导的炎症反应,炎症在 2 型糖尿病的发病机制中起重要作用。许多炎症因子,如肿瘤坏死因子-α(TNF-α)、白细胞介素-6(IL-6)、C 反应蛋白(CRP)甚至补体成分,不但直接参与胰岛素抵抗,而且与糖尿病血管并发症的风险密切联系[14-15]。国内刘涛等[16]研究发现,对糖尿病大鼠给予 RSV 后,可以抑制主动脉组织中 TNF-α 及 IL-6 的水平,同时抑制 RAGE 的高表达。故认为 RSV 可减少糖尿病所致的主动脉内壁脂肪斑块沉积,保护糖尿病导致的血管损伤、减轻血管炎症反应。

已有的研究发现,Sirt1 可以起到抗血管炎症的作用[17-18]。其可能机制为通过去乙酰化 RelA/p65 这个位点抑制 NF-kappaB 途径,减少主动脉内皮细胞表达细胞间粘附分子 1(ICAM-1)、血管细胞粘附分子(VCAM-1)和 P-选择素(P-Selectin)等炎症因子。

五、Sirt1、白藜芦醇与内皮功能

糖尿病患者存在不同程度的氧化应激状态。而氧化应激的压力会损害内源性的一氧化氮(NO)生成,并产生过多的活性氧簇(ROS)[19]。这些活性氧自由基会影响 NO 的生物合成,引起内皮细胞的功能紊乱和炎症,最终导致动脉粥样硬化的形成[20]。Miyazaki 等[21]用 RSV 激动血管平滑肌细胞(VSMCs)Sirt1 的表达后,可以抑制血管紧张素Ⅱ1 型受体(AT1R)的表达,以减轻血管收缩的程度和降低血压。Mattagajasingh 等[22]研究发现,Sirt1 能对 eNOS496 和 506 位点发挥去乙酰化作用,增加内皮型一氧化氮合酶(eNOS)的活性,促进 NO 的合成。而用 Sirt1 的抑制剂尼克酰胺抑制 Sirt1 的活性后,内皮依赖的舒张功能和 NO 的生物利用率减少。

　　此外,糖尿病环境下内皮细胞中的 ROS 增多可以导致细胞凋亡,进一步影响内皮细胞的功能。Zhang 等[23]研究发现,Sirt1 过表达可以明显减轻氧化型低密度脂蛋白(ox - LDL)诱导的人脉静脉内皮细胞(HUVECs)凋亡,促进 eNOS 的表达。用尼克酰胺抑制 Sirt1 活性或用 Sirt1 的 siRNA 抑制 Sirt1 表达后,Sirt1 促进 eNOS 表达的作用消失,同时 Sirt1 减轻 HUVECs 凋亡的功能也降低。研究还发现,RSV 能上调 PGC - 1α 信号通路水平,从而促进线粒体生成和提高线粒体复合酶体 Ⅰ、Ⅱ、Ⅲ、Ⅳ 的表达水平,最终改善细胞内的氧化应激状态[24]。Sirt1 也可以作用于内皮细胞中其它与氧化应激状态相关的酶和蛋白,改善高葡萄糖诱导的细胞氧化应激损伤[25]。

六、总结与展望

　　Sirt1 的激动剂除了 RSV 还有 SRT1460、SRT1720 和 SRT2183 等,但 RSV 是目前研究最广泛的药物。特别是 RSV 治疗糖尿病及其并发症的应用前景受到关注。越来越多的证据显示,Sirt1 的激活也许对糖尿病的预防和治疗是一个有效的干预措施。但目前缺乏来自临床患者与 Sirt1 关系的直接证据。另外,确认和验证 Sirt1 新的底物也是很有必要的,它将是了解 Sirt1 调节机制和信号途径的关键。所以,随着对 Sirt1 及其激动剂 RSV 的认识加深,Sirt1 与 RSV 在糖尿病治疗的前景较为广阔。

参考文献

[1]　National Cholesterol Education Program (NCEP) Expert Panel on Detection, Evaluation, and Treatment of High Blood Cholesterol in Adults (Adult Treatment Panel Ⅲ). Third Report of the National Cholesterol Education Program (NCEP) Expert Panel on Detection, Evaluation, and Treatment of

High Blood Cholesterol in Adults（Adult Treatment Panel Ⅲ）final report [J]. Circulation，2002，106：3143 – 3421.

[2] Krolewski AS，Kosinski EJ，Warram JH，et al. Magnitude and determinants of coronary artery disease in juvenile-onset，insulin-dependent diabetes mellitus[J]. Am J Cardiol，1987，59：750 – 755.

[3] Pyörälä K，Laakso M，Uusitupa M. Diabetes and atherosclerosis：an epidemiologic view[J]. Diabetes Metab Rev，1987，3：463 – 524.

[4] McBurney MW，Yang X，Jardine K，et al. The mammalian SIR2alpha protein has a role in embryogencsis and gametogenesis[J]. Mol Cell Biol，2003，23：38 – 54.

[5] Milne JC，Lambert PD，Schenk S，et al. Small molecule activators of SIRT1 as therapeutics for the treatment of type 2 diabetes.[J] Nature，2007，450：712 – 716.

[6] Burns J，Yokota T，Ashihara H，et al. Plant foods and herbal sources of resveratrol[J]. J Agric Food Chem，2002，50：3337 – 3340.

[7] Rodgers JT，Lerin C，Haas W，et al. Nutrient control of glucose homeostasis through a complex of PGC – 1 alpha and SIRT1.[J] Nature，2005，434：113 – 118.

[8] Picard F，Guarente L. Molecular links between aging and adipose tissue[J]. Int J Obes（Lond），2005，29(Suppl 1)：S36 – S39.

[9] Picard F，Kurtev M，Chung N，et al. Sirt1 promotes fat mobilization in white adipocytes by repressing PPAR-gamma[J]. Nature，2004，429：771 – 776.

[10] Bordone L，Motta MC，Picard F，et al. Sirt1 regulates insulin secretion by repressing UCP2 in pancreatic beta cells[J]. PLoS Biol，2006，4：e31.

[11] Kitamura YI，Kitamura T，Kruse JP，et al. FoxO1 protects against pancreatic beta cell failure through NeuroD and MafA induction[J]. Cell Metab，2005，2：153 – 163.

[12] Su HC，Hung LM，Chen JK. Resveratrol，a red wine antioxidant，possesses an insulin-like effect in streptozotocin-induced diabetic rats[J]. Am J Physiol Endocrinol Metab，2006，290：E1339－E1346.

[13] Sun C，Zhang F，Ge X，et al. SIRT1 improves insulin sensitivity under insulin-resistant conditions by repressing PTP1B[J]. Cell Metab，2007，6：307－319.

[14] Taube A，Schlich R，Sell H，et al. Inflammation and metabolic dysfunction：links to cardiovascular diseases[J]. Am J Physiol Heart Circ Physiol，2012，302：H2148－H2165.

[15] Nguyen DV，Shaw LC，Grant MB. Inflammation in the pathogenesis of microvascular complications in diabetes[J]. Front Endocrinol (Lausanne)，2012，3：170.

[16] 刘涛,巩增锋,尹浩,等.白藜芦醇改善糖尿病血管炎症反应及其与 RAGE 信号的相关性[J].中国糖尿病杂志,2012,20：456－460.

[17] Cracia-Sancho J. Villarreal G Jr. Zhang Y，et al. Activation of SIRT1 by resveratrol induces KLF2 expression conferring an endothelial vasoprotective phenotype[J]. Cardiovasc Res，2010，85：514－519.

[18] Csiszar A，Labinskyy N，Jimenez R，et al. Anti-oxidative and anti-inflammatory vasoprotective effects of caloric restriction in aging：role of circulating factors and SIRT1[J]. Mech Ageing Dev，2009，130：518－527.

[19] Förstermann U. Nitrie oxide and oxidative stress in vascular disease[J]. Pflugers Arch，2010，459：923－939.

[20] Deanfield JE，Halcox JP，Rabelink TJ. Endothelial function and dysfunction：testing and clinical relevance[J]. Circulation，2007，115：1285－1295.

[21] Miyazaki R，Ichiki T，Hashimoto T，et al. SIRT1, a longevity gene, downregulates angiotensin Ⅱ type 1 receptor expression in vascular smooth muscle cells[J]. Arterioscler Thromb Vasc Biol，2008，28：1263－1269.

［22］ Mattagajasingh I，Kim CS，Naqvi A，et al． SIRT1 promotes endothelium-dependent vascular relaxation by activating endothelial nitric oxide synthase ［J］． Proc Natl Acad Sci USA，2007，104：14855 - 14860．

［23］ Zhang QJ，Wang Z，Chen HZ，et al． Endothelium-specific overexpression of class III deacetylase SIRT1 decreases atherosclerosis in apolipoprotein E-deficient mice［J］． Cardiovasc Res，2008，80：191 - 199．

［24］ Csiszar A，Labinskyy N，Pinto JT，et al． Resveratrol induces mitochondrial biogenesis in endothelial cells［J］． Am J Physiol Heart Circ Physiol，2009，297：H13 - H20．

［25］ Ungvari Z，Labinskyy N，Mukhopadhyay P，et al． Resveratrol attenuates mitochondrial oxidative stress in coronary arterial endothelial cells［J］． Am J Physiol Heart Circ Physiol，2009，297：H1876 - H881．

后 记

　　博士研究生三年的学习生活即将结束,回首三年,不禁思绪万千,而我又将面对一次新的艰难征程,虽然不知道还能在医学这条路上走多远,但我会全力以赴,实践我的誓言!

　　博士三年来,我学到了更多心血管专业知识,当然,这都离不开上海市第十人民医院心脏中心所有老师的培养和教育。三年中,他们给我留下了深刻的印象——我的导师徐亚伟教授的思维敏捷、视野开阔、学术渊博;李伟明主任塌塌实实、认真仔细;张戟主任的侃侃而谈、见解独到……这一切,都是我今后努力的方向。

　　三年里,我还学会了如何做人,学会了和老师、同学、朋友和谐相处,学会了勇敢面对困难,敢于承担责任。如果说,三年前硕士毕业的我已经入了心内科的门。那么,三年后的我开始慢慢走向成熟。在此,感谢生活,使我成熟;感谢挫折,使我坚强。回想博士入学之前就一头扎入了实验室埋头苦干。向各位师兄师姐师弟师妹学习各种不会不懂的技术,他们也手把手的教我如何做实验。虽然当时的条件很艰苦,大家十几个人围坐在只有两张实验台的心内科区域里学习工作,有时候为了个细胞台都要很早起床赶到实验室预约,做 Western blot 都要抢着用电泳槽和曝光仪……。但就是在这样艰难的环境下,大家完成了一项又一项课题,发表了一篇又一篇的优秀成果,为十院心内科基础研究的平台添砖加瓦。如今,一转眼就到了毕业季,被告知马上就要毕业答辩,心中也感慨万千……如今,历时将近两个月的时间终于将这篇论文写完,在论文的写作过程中遇到了无数的困难和障碍,都在同学和老师的帮助下度过了。值此之际,我在此向学习上给我无私指导的导师徐亚伟老师表示真诚的感谢,和曾经指导和帮助过我的李伟明主任、陈维主任、魏毅东主任、唐恺主任、张戟主任、朱梦云主任、韩雪更主任、裴艳主任、沈建颖老师、张敬莹老师、闻静老师、赵冬冬老师、仓彦老师、徐大春师兄、李宪凯师兄、陆芸岚护士长等等表示诚挚的谢意。老师们治学严谨,知识渊博,在论文选题、研究和撰写的工作工程中不倦的指导我,给予我极大的关怀和帮助,使我少走弯路,取得了进步。当然,还要感谢这篇论文所涉及的各位学者。本文引用了许许多多学者的研究文献,如果没有各位学者的研究成果的帮助和启发,我将很难完成本篇论文的写作。

另外,还要感谢美国纽约州卫生部 Wadsworth 中心的刘铮教授,他博学多识、平易近人,在论文撰写遇到不解或者思路不清时给予我很多建议,让我思路清晰,同时对于我提出的诸多问题都耐心给予解答,使我受益匪浅并掌握了基本的研究方法,在此仅表示我崇高的敬意和忠心的感谢!

我还要感谢我的妻子韩瑞和我的父母,特别是我的爱人韩瑞,她是一个多么可爱的人啊!不仅在精神上给我鼓励,在平时的生活中也无微不至的关心着我,把我的衣食住行都照顾的很好。可以说,没有没有你们对我的支持,我是无论如何无法取得今天的成就!

最后,我要感谢所有帮助我,关心我的同学和朋友们——张步春师兄、刘伟静师姐、李海玲师姐、王珂师兄、文莉师姐、苏杨师妹、徐元熙师弟、吕煜焱师妹、庄剑辉师弟、刘宝鑫师弟、李双师弟、戴能师弟、周顺萍师妹、林莹师妹、祝国富师弟、陈罗蔓师妹、熊梦婷师妹、熊婧师妹等等……你们对我的鞭策、鼓励和理解和帮助是我克服困难、不断进步的动力。再次谢谢你们！

郭　荣